Fr. GUERMONPREZ

RECHERCHES HISTORIQUES

SUR LES FLUCTUATIONS

DANS LA PART FAITE

AU MASSAGE ET A LA MOBILISATION

PENDANT LE TRAITEMENT DES

FRACTURES DES MEMBRES

Notes recueillies et mises en ordre
par les Docteurs Louis EISSENDECK et Joseph GUILLOUX
et revues par le Professeur.

PARIS

JULES ROUSSET, ÉDITEUR

12, rue Monsieur-le-Prince et 1, rue Casimir-Delavigne

1905

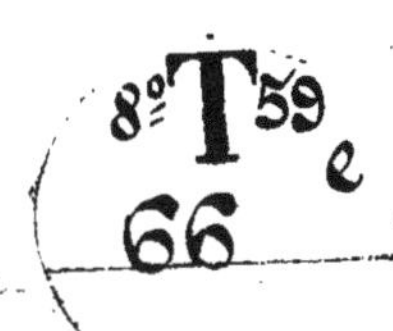

RECHERCHES HISTORIQUES

SUR

LE MASSAGE ET LA MOBILISATION

DES

FRACTURES DES MEMBRES

Fr. GUERMONPREZ

RECHERCHES HISTORIQUES

SUR LES FLUCTUATIONS

DANS LA PART FAITE

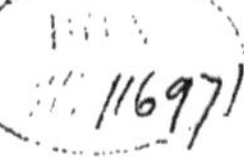

AU MASSAGE ET A LA MOBILISATION

PENDANT LE TRAITEMENT DES

FRACTURES DES MEMBRES

Notes recueillies et mises en ordre
par les Docteurs Louis EISSENDECK et Joseph GUILLOUX
et revues par le Professeur.

PARIS

JULES ROUSSET, ÉDITEUR

12, rue Monsieur-le-Prince et 1, rue Casimir-Delavigne

1905

RECHERCHES HISTORIQUES SUR LES FLUCTUATIONS

DANS LA PART FAITE

AU MASSAGE ET A LA MOBILISATION

PENDANT LE

TRAITEMENT DES FRACTURES DES MEMBRES

D'APRÈS L'ENSEIGNEMENT DU

Professeur **GUERMONPREZ** de Lille (*)

I

On apprend par l'histoire certains enseignements que rien ne remplace; et chacun y trouve le moyen de corriger les erreurs de son temps et de son milieu. C'est curieusement vérifié pour le massage et pour la mobilisation, à une époque d'un renouveau, qui n'est pas exempt de controverses, surtout lorsqu'il s'agit des fractures des membres.

Qu'on en juge par les plus communes, celles du poignet, et on reconnaîtra que le massage n'est pas tout dans le traitement. C'est un élément dans une série de soins complexes, difficiles; il faut savoir en varier l'emploi pour l'approprier à chacun des cas particuliers; il faut, en outre, faire la part de la réduction, de la contention et de tous les soins consécutifs, sans négliger la mobilisation;

(*) Notes recueillies et mises en ordre par les Docteurs Louis Eissendeck et Joseph Guilloux, et revues par le Professeur.

1

il convient même de combiner ces ressources, de les enchevêtrer, sans s'astreindre à une formule trop étroite.

Sous cette réserve éclectique, il est bon de faire, pour le massage, une étude suffisamment large, pour la proportionner à l'importance, aux difficultés et aux préjugés que l'on croit nouveaux. Par la force des choses, il faut parfois sortir de la question. Dans les faits curieux de cette étrange histoire, il n'y a rien à comprendre, si on ne veut pas tenir compte des conditions contingentes, non seulement du côté des personnes, mais même du côté des institutions.

Pendant toute cette étude, on remarquera le passage insensible du massage à la mobilisation, et inversement. C'est dans la nature du sujet.

Bien des tâtonnements seront épargnés à ceux qui prendront la peine de fouiller le passé dans tout ce qui se rapporte au massage. M. J. Estradère, dans une thèse qui date de sa jeunesse mais qui conserve son actualité, montre, parmi d'autres curiosités, une judicieuse critique historique de Ling (1).

On a dit et répété que le suédois Ling aurait inventé une gymnastique et on a décerné à celle-ci le nom de *suédoise*. L'auteur français s'en explique clairement à propos d'une description d'Oribase, le célèbre médecin du IV° siècle de l'ère chrétienne (2).

M. Dally, M. Georges Berne et M. Léon Mac-Auliffe se rangent parmi ceux qui font remonter les origines du massage et de la mobilisation jusqu'à des époques tellement lointaines qu'on peut les tenir pour douteuses, à moins qu'on ne les tienne pour les premiers tâtonnements d'un art difficile (3).

Pour la période primitive, on ne peut avoir que des données trop incertaines. Les Mulgaradocks de la Nouvelle-Zélande, les sorciers africains, les naturels de l'île Tonga en Océanie, les habitants de Tahiti pratiquent et ont pratiqué, comme tous les peuples sauvages, une sorte de massage, des frictions, n'ayant d'autre guide que leur instinct.

En Chine, c'est à l'époque préhistorique que l'on trouve la première mention d'un système de mouvements propres à entretenir la santé ou à guérir les maladies. D'après le P. Amiot (4), Yn-Kang-Chi, le deuxième empereur avant Fou-Hi, faisait faire chaque jour l'exercice militaire à ses sujets. Cet empereur traitait ainsi les maladies de ses soldats et entretenait en santé ceux qui se portaient bien. Il institua aussi les danses sa-vou (5). Le fondateur de la dynastie des Chang en témoignait encore 1766 ans avant l'ère chrétienne (6). M. Georges Berne reproduit les gravures du système du Cong-Fou, méthode thérapeutique qui remonte au temps de Hoang-Ti, 2698 ans avant l'ère chrétienne (6).

Il y est question de massages, frictions, pressions, percussions, vibrations, d'exercices gymnastiques et de beaucoup d'autres mouvements passifs.

Dans l'Inde, où la médecine paraît avoir été étudiée depuis un temps immémorial, il y a un livre sacré, le quatrième, *Atharva-Veda*. Il s'y trouve un traité de médecine *Ayur-Veda;* il y est recommandé l'exercice corporel, les frictions, le massage. Mille ans, au moins, avant l'ère chrétienne, Susruta, dans son livre, commente l'*Ayur-Veda;* et il décrit frictions, massages, pressions, malaxations, pincements, torsions et autres manipulations, non seulement chez les sujets sains, mais aussi contre certaines maladies, notamment contre le " rhumatisme chronique „ (7).

II

De tout temps, on a utilisé le massage dans un but purement hygiénique ou esthétique. Dans les bains de la Rome ancienne, chacun venait se faire masser, les hommes et les femmes, mais c'était dans tout autre intention que pour en obtenir un effet thérapeutique. Cependant, Hippocrate, Oribase et leurs contemporains reconnaissent déjà l'utilité du massage comme moyen de traitement.

M. J. Estradère y insiste davantage dans sa seconde édition : " La pratique du massage n'est pas de création récente, comme semble l'indiquer le manque de règles établies jusqu'à ce jour. Le massage présente, au contraire, les titres de la plus haute antiquité, d'une antiquité qui se perd dans la nuit des temps, puisque les auteurs les plus anciens en parlent comme d'une pratique passée dans les habitudes et dont ils ignorent la date certaine. Les livres hippocratiques le donnent comme un moyen médical et hygiénique; car ils observent que, s'il est obligatoire à ceux qui font faire les exercices gymnastiques aux enfants de pratiquer le massage qui figure parmi les exercices passifs, il est également obligatoire au médecin *(sic)* de savoir masser pour soigner les maladies articulaires (p. 6). „

" Le médecin, écrit Hippocrate, à propos du traitement consécutif à la luxation de l'épaule, doit posséder l'expérience de beaucoup de choses, et, entre autres, celle du massage: celui-ci resserre une articulation trop lâche et relâche une articulation trop rigide. „ Et plus loin : " Il convient de masser l'épaule avec des mains douces et, dans tous les cas, avec ménagement ; on communiquera à l'articulation des mouvements aussi étendus que possible mais, autant que cela se pourra, sans douleur. „ L'origine du massage est donc ancienne et l'emploi de cette méthode se trouve à tous les âges.

C'est Théophile de Bordeu qui le remarque, on ne pouvait pas en faire un secret : " Nos rois, toujours attentifs au bonheur de leurs sujets, achetèrent en plusieurs occasions les remèdes des empiriques pour en faire part à tout le monde.

„ La liste de ces remèdes est fort considérable.

„ Nos rois jugèrent aussi à propos d'établir une *Commission royale,* dont leur premier médecin fut toujours le chef. Cette Commission (qui dure encore, 1722-1776) fut destinée à ramasser et à examiner les remèdes des empiriques, et à choisir les plus convenables et les plus utiles. Ce fut évidemment une ressource nécessaire pour endiguer l'empirisme, que les écoles combattaient avec force.

„ C'est de cette sorte d'école ou d'académie ou de tribumal, ou bien des sources faites pour y aboutir — supposé que les écoles ne fussent point propices à de nouveaux remèdes — que sont sortis la plupart de ceux que nous employons aujourd'hui : le mercure, le tartre émétique, les divers sels neutres, le quinquina, l'ipécacuanha, le kermès et tant d'autres, qui ont enfin forcé les médecins dogmatiques dans leurs retranchements.

„ Ils se sont accoutumés à croire que la découverte de ces remèdes leur appartenait (8). „

Les rois de France ont laissé aux médecins les satisfactions de nature à contenter l'amour-propre ; mais ils ont su encourager tous ceux qui rendent de réels services dans l'art de guérir.

III

En 1528, le roi François Ier avait un *rhabilleur* ou *renoueur*
attitré. C'était Guillaume Thoreau ou Tahureau ; il approchait, au
besoin, la personne du roi ; ses gages étaient les mêmes que ceux
des chirurgiens (9).

Ambroise Paré le prenait avec eux sur le ton de la confraternité :
« Or r'habiller une partie rompue, ou luxée ou séparée, est la
réduire en son lieu. Pourquoi les vulgaires à bon droit appellent
ceux qui réduisent les os fracturés ou luxés *r'habilleurs* ou
renoueurs. Et pour bien redresser et r'habiller les os, il faut avoir
parfaite connaissance de l'anatomie d'iceux, et la pratique de ce
faire apprise des bons maistres et continuée de longue main (10). »

On a fait grand bruit au sujet de rebouteurs magistrats. Cependant la profession de magistrat, non plus que celle de chimiste,
n'est jamais la manière simple pour conduire à la pratique chirurgicale et surtout pour y introduire des innovations ou des
réformes. Ce ne peut être qu'une exception.

La fin du XIXe siècle en a vu un exemple fameux, lorsque
L. Pasteur a fait de l'exercice illégal de la médecine par l'injection
du sérum antirabique, sans même connaître le microbe de l'hydrophobie. — Un autre chimiste venu de Genève a cru pouvoir introduire vers la même époque, la frigothérapie en substitution des
soins médicaux antérieurement admis. Dans la grande salle de la
Société industrielle du Nord de la France, il a lancé son entreprise
publiquement sous la présidence d'un professeur de la Faculté
catholique de Lille, aux applaudissements de la majorité de ses
collègues. Par malheur, le même chimiste courait simultanément
la fortune de l'acétylène, qui s'est terminée par une condamnation
pour escroquerie devant le tribunal correctionnel de Lille.

Il y a donc pour les modernes, une possibilité de renouveler
l'histoire des Bailleuls, en même temps qu'il existe une Commission
des remèdes secrets à l'Académie de médecine de Paris pour
donner une large divulgation aux découvertes vraiment efficaces.

On peut canaliser l'exercice illégal et conduire ce qui est vraiment utile vers la pratique régulière de la profession médico-chirurgicale ; mais il ne faut pas laisser les modernes escompter l'accueil tutélaire dont Pasteur et Raoul Pictet ont pu être bénéficiaires. Pour en juger, il suffit de suivre dans la presse contemporaine les virulentes attaques, qui tiennent parfois lieu de discussion :... mais, au lieu des documents d'actualité, mieux vaut relire les accents du professeur Forget, à la Société de médecine de Strasbourg en 1849. Ils ne répondent à aucune polémique actuelle. C'est l'expression d'un état d'âme, qui ne varie pas d'une époque à une autre : " La pratique, en définitive, nous donne le pain quotidien. Il faut la disputer à une nuée de pirates. Redoublez donc d'énergie, vous, modestes praticiens de la campagne et même de la ville, pour lutter contre la concurrence du presbytère, du château, du rebouteur, du médecin des urines, de la somnambule et du sorcier! Je ne parle pas de la sage-femme, de l'herboriste et du pharmacien; il y a là du moins quelque apparence de rudiment scientifique. Et qu'on n'imagine pas que cette ignoble crédulité, qui frustre le médecin, fraude la loi et fait outrage au bon sens le plus grossier, soit le partage exclusif des dernières classes. La haute société le dispute à la population la plus infime; et des magistrats, des savants, des médecins même — *infandum!* — ne craignent pas de patronner ostensiblement ces déplorables abus, ces stupides jongleries! „... L'état d'âme est catégoriquement exprimé; mais on le retrouve dans tous les temps, et il faut s'en souvenir à toutes les époques de l'histoire de la chirurgie.

Henri IV se contentait d'un seul renoueur ; mais Louis XIII en entretenait trois. Ils étaient également trois sous Louis XIV, savoir : maistre Jacques Cuvillier, maistre Denis Montfort, maistre Jacques Cuvillier, fils (11).

Cependant les rebouteurs n'avaient pas le rang des chirurgiens. Les statuts octroyés aux chirurgiens en 1699 interdirent aux " bailleurs et renoüeurs d'os „ d'exercer avant d'avoir subi une légère épreuve à Saint-Côme. Ils ne durent aussi prendre aucune autre qualité que celle d'*experts.* L'article 102 le précise ; il est relatif à tous " ceux qui peuvent être agrégés dans la communauté „ des chirurgiens. Ils ne sont pas pour cela membres de la communauté (12).

En 1786, la maison médicale de Louis XVI comptait, outre les médecins : 1 premier chirurgien, 1 premier chirurgien ordinaire, 8 chirurgiens ordinaires, 4 renoueurs, 1 oculiste, 1 dentiste,

1 opérateur pour la pierre au petit appareil, 1 opérateur pour la pierre au grand appareil, 1 chirurgien pédicure (13).

Dans cette hiérarchie, on le remarquera, les renoueurs sont loin du dernier rang ; ils savaient donc se rendre dignes de l'estime de leurs contemporains, non par le prestige, mais par le vrai mérite.

Dans ses *Lectures and Essays,* sir James Paget a consacré sa cinquième conférence aux affections que les rebouteurs guérissent. Son langage n'est pas vulgaire, lorsqu'il s'adresse aux étudiants de *King's College Hospital* de Londres : " Il serait de peu d'utilité pour nous d'estimer, même si c'était possible, la quantité de mal produite par un traitement pareil. Il est plus important de savoir et de considérer qu'il fait quelquefois du bien ; que, en le mettant en pratique, les rebouteurs vivent et arrivent à la réputation ; et que cette réputation est, pour la plupart, fondée sur ce qu'ils ont par hasard guéri un cas que quelque bon chirurgien n'avait pu guérir. En cela, comme dans les choses semblables, un succès rapporte plus de renommée, que cent insuccès ou malheurs n'apportent de disgrâce. Les patients qui sont guéris ne cessent de vanter leur sagesse à agir contrairement aux opinions autorisées ; mais ceux qui sont endommagés sont honteux d'eux-mêmes et retiennent leur langue... Peu d'entre nous sont faits pour exercer sans avoir un rebouteur pour rival ; et si celui-ci peut guérir un cas contre lequel vous avez échoué, sa fortune peut être faite et la vôtre compromise. „

Mais l'application raisonnée de cette portion spécialisée de la chirurgie au traitement des fractures est peut-être d'origine plus récente. Les modernes gagneront quelque sagesse, s'ils consentent à reconnaître les causes historiques qui ont retardé l'*évolution scientifique* du massage et de la mobilisation.

Certes, ce n'a pas été sans controverses et sans propos malveillants. " Lorsque Pouteau, Martin, Récamier, etc., etc. ont publié les résultats qu'ils obtenaient du massage..., on leur a contesté les résultats brillants de leur pratique (J. Estradère, pp. 7 et 8). „

On peut le répéter ici, l'histoire est un éternel recommencement. Les querelles ont conduit à l'indifférence, puis au dédain ; enfin l'oubli est devenu une véritable ignorance, et beaucoup pensent encore que le massage est une innovation toute moderne. Plusieurs persisteront quand même dans leurs erreurs. Quelques-uns seront désillusionnés, quand ils seront mieux documentés... Peut-être attacheront-ils moins d'importance à quelques mesquines revendications et à quelques amateurs de prétentions bruyantes.

Au XVIe siècle Prosper Alpini (1553-1610) décrit les pratiques en usage dans les bains égyptiens (*De medicina Ægyptiorum,* Venetis, 1591, chap. XVIII, à Guilandinus, son élève) : " Les frictions sont tellement en usage chez les Égyptiens que personne ne se retire d'un bain sans être frictionné, *fricatus*. Pour cela, on étend la personne ; puis on malaxe et l'on presse de diverses manières avec les mains les diverses parties du corps. On fait ensuite exécuter des mouvements aux diverses articulations. On pratique ces manœuvres en avant d'abord, puis en arrière, sur les côtés, enfin de toutes parts. Puis, prenant les mains, on pratique sur elles les mêmes manœuvres sur les avant-bras, les bras, les épaules, le cou, la poitrine, le dos, qu'on fait fléchir de tous côtés. On ne se contente pas de fléchir, d'étendre et de masser les articulations ; on exerce aussi les mêmes pressions, les mêmes frictions sur tous les muscles. „

M. J. Estradère (édition de 1884, p. 36) abrège cette citation, en la traduisant. Il cite les usages maintenus en Égypte à une époque plus récente, d'après les *Lettres de Savary sur l'Égypte* (14).

Au temps de Jean-Louis Petit (1674-1750), il ne restait certes pas grand'chose de la pratique du massage et de la mobilisation dans le traitement des fractures. Cependant tout n'était point abandonné. On en retrouve la trace dans l'édition posthume du fameux *Traité des maladies des os :* " La paralysie du membre et l'atrophie ou la maigreur se guérissent par les *frictions* de linges chauds, et par les fomentations spiritueuses, capables de donner du mouvement au sang et aux esprits (95). „

C'est peu, mais c'est tout ce qu'on rencontre dans cet ouvrage, huit fois édité en français, et deux fois traduit en allemand. Qu'un pareil succès provoque l'animadversion de la Faculté de médecine, c'était prévu ; mais rien ne fut pénible à J.-L. Petit autant que de voir Winslow, qui, en sa qualité de censeur royal, avait approuvé son *Traité des maladies des os,* se rétracter de son approbation dans une lettre écrite à Bignon et insérée dans le JOURNAL DES SAVANTS, de mai 1725. Winslow s'y plaint de ce que

J.-L. Petit n'avait rien changé dans son *Traité* après lui avoir promis de le corriger „ (96).

En 1741, c'était un doyen de la Faculté de médecine de Paris qui indiquait le massage et la mobilisation.

Au lieu de garder une sage mesure de douceur, il se trouvait dans la nécessité d'un massage violent ; et il achevait par une mobilisation, qui devait atteindre une vraie brutalité. Nicolas Andry était né à Lyon en 1658 ; il était doyen en 1724, et il a publié : *Orthopédie, ou l'art de prévenir et de corriger, dans les enfants, les difformités du corps* (Paris, 1741, deux volumes in-12, avec figures ; la traduction en allemand a paru à Berlin, 1744, in-8°).

Quand il indique le massage et la mobilisation, il s'agit du pied, dont le talon ne touche pas aisément à terre (t. I, p. 178) : " Si le mal ne vient pas d'un estropiement, on peut y remédier par les remèdes propres à ramollir les tendons et les muscles : c'est de frotter la jambe depuis le jarret jusqu'au-dessous du talon, avec de l'huile de vers, matin et soir ; et, après avoir continué plusieurs jours ces frictions, qui doivent se faire avec la main nue,... (on entreprend la mobilisation). Pour faire les mouvements, le malade devra être couché tout le long et à la renverse sur le plancher. Deux hommes forts lui pratiqueront les divers mouvements... „ (97).

M. J. Estradère ne l'ajoute pas (1884, p. 39) : l'huile de vers se rapporte à une sorte de manie de N. Andry ; ce doyen querelleur avait écrit *De la génération des vers dans le corps humain.* Une satire écrite par Hunauld l'appelait *homo vermiculosus.* L'ouvrage n'en eut pas moins quatre éditions, et le doyen autoritaire imposait sa recette.

Pour en juger sans passion et sans haine, il faut jeter un coup d'œil d'ensemble sur cette époque et sur ses travers (Th. de Bordeu).

Les médecins dogmatiques mécaniciens " ont pris pour base les lois d'hydraulique, celle des poids et des leviers appliqués au corps humain, celles de la circulation du sang et de ses divers dérangements ; aussi trouve-t-on dans tant d'auteurs, qui se sont copiés les uns les autres, les règles de la vitesse du sang dans ses tuyaux, celles de l'application de la saignée en différentes parties et en différents vaisseaux, la théorie de la dérivation et de la révulsion des humeurs par les saignées faites aux bras ou aux pieds.

„ C'est pour toutes ces raisons qu'on ne cesse de publier que le corps humain est une machine hydraulique, dont un médecin connaît les ressorts qu'il dirige et dont il dispose à sa volonté.

„ Et cette belle doctrine, disaient Chirac et tant d'autres, distingue les médecins modernes des anciens, qui, allant à tâtons sans avoir la connaissance de la circulation du sang et de ses suites, n'étaient que des espèces de maréchaux-ferrants. „

Puis Th. de Bordeu continue : " Ces assertions et autres semblables ne sont que des théorèmes épars dans les ouvrages des (médecins) mécaniciens modernes. Ils doivent au reste ne pas le prendre sur un si haut ton avec tous les anciens, puisqu'il y en eut parmi eux qui eurent à peu près les mêmes principes, les mêmes projets, la même simplicité et la même solidité d'opinions!...

„ On sait que Paracelse osa viser à l'immortalité, conduit sur les ailes de la théorie la plus brillante et la plus près de la nature qui ait existé.

„ Il n'est pas le seul qui se soit laissé entraîner à ces prétentions; d'autres les ont eues sans oser les mettre au jour.

„ La panacée universelle, ou le remède qui guérit tous les maux possibles, est un morceau friand, après lequel bien des têtes courent comme après la pierre philosophale; autrefois c'était tête levée; aujourd'hui on se cache, mais on poursuit sourdement son objet.

„ J'ai vu un médecin qui disait être persuadé qu'il ne pouvait mourir en suivant les règles de son art.

„ J'en ai vu plusieurs qui ont offert de démontrer aux (médecins) mécaniciens que, si leurs principes étaient vrais, il serait possible de rajeunir tous les vieillards et surtout de retarder la vieillesse, en détruisant toute cause d'obstacle à la circulation du sang.

„ Prenez garde que c'est souvent d'après de pareilles spéculations qu'on se détermine dans l'application des remèdes.

„ C'est la marche de l'esprit humain.

„ Les dogmatiques modernes (1742-1776) ont cela de commun avec les anciens. Le grand rôle qu'ils ont joué en médecine est dû en partie à ces flatteuses idées (15). „

C'est dans les Facultés de médecine qu'on discutait de la sorte. Et il en était de même pour toutes les questions. La vérité scientifique n'était qu'un prétexte. Les querelles de sectes absorbaient toutes les polémiques, envenimées surtout par la morgue des puissants du jour.

On s'étonne de ne voir intervenir aucun chirurgien dans une étude sur le massage et la mobilisation. C'est la conséquence d'un autre ouvrage de Nicolas Andry : *Lettre de Cléon à Eudoxe, touchant la prééminence de la médecine sur la chirurgie* (Paris, 1738-1739, 2 vol. in-12). Nicolas Andry, doyen de la Faculté de médecine, fait voir que les chirurgiens de robe longue de Paris étaient soumis aux médecins de la Faculté, qui ne leur ont substitué les barbiers que parce qu'ils leur avaient manqué et s'acquittaient mal des fonctions de leur art *(sic)*... C'était le temps où les médecins ordonnaient tout et ne faisaient rien. C'était d'ailleurs le client qui expiait le manquement des chirurgiens à l'égard des médecins. C'est pourquoi il était livré aux barbiers. Parmi eux on choisissait deux hommes forts ; le client, couché tout le long et à la renverse sur le plancher, était à leur merci pour subir une mobilisation, pour laquelle Nicolas Andry ne formule aucune règle (16).

On comprend que, dans de semblables conditions, le massage et la mobilisation aient subi un trop juste discrédit, tout en restant dans les formes scientifiques avec toute la déontologie professionnelle de l'époque.

Les procédés autoritaires de Nicolas Andry, doyen très redouté, n'étaient nullement isolés. Le personnage le plus en vue donnait le ton aux confrères de second rang. Le public retenait les dissertations savantes; il connaissait les exercices physiques pratiqués pendant l'antiquité ; il apprenait les propriétés physiologiques et la puissance thérapeutique du massage et de la mobilisation; mais, au moment de se livrer, il se détournait avec épouvante. Les chirurgiens avaient été discrédités par les médecins : par crainte de ceux-ci, on évitait de se mettre entre les mains de ceux-là. Les médecins, ne faisant rien par eux-mêmes, livraient leurs clients à des barbiers, en les choisissant, non pas selon leur dextérité, mais uniquement pour leur force.

«·Le public a appris des médecins à raisonner suivant leurs principes; et c'est sur ces dogmes des médecins, de même que sur les connaissances que le public tient pour certaines d'après eux, que sont fondés des axiomes que tout le monde répète, en termes exprès, ou en termes qui ont la même valeur (17). „

Mieux valait l'inconnu!... et la masse du public s'est abandonnée à des empiriques de toute sorte (18).

Cette déviation regrettable ne s'est pas accomplie sans quelques efforts de réconciliation. Il y a eu même de véritables concessions pour obtenir un peu de paix.

IV

Claude Pouteau (1725-1775) s'est dégagé des pratiques erronées de son temps. Il l'indique dans son fameux *Mémoire contenant quelques réflexions sur quelques fractures de l'avant-bras, sur les luxations incomplètes du poignet et sur le diastasis*. Il décrit le bandage de son choix, puis il ajoute : " Je n'emploie dans cet appareil ni emplâtre, ni compresse, ni liqueur pour humecter ces compresses, toutes choses propres à multiplier les êtres sans nécessité, et qui sont même embarrassantes. La vertu de tout emplâtre, de quelque nature qu'il soit, sur une fracture, se réduit à zéro, lors même qu'il n'existe sur la peau aucune rougeur ni démangeaison. Il en est de même de la compresse, dans quelque liqueur qu'elle ait été trempée. D'ailleurs, les emplâtres et les compresses sont également à charge par la difficulté de les coucher si exactement qu'ils ne fassent aucun pli, et qu'ils soient néanmoins en état d'obéir à l'engorgement, qu'on doit attendre, s'il n'est pas encore survenu. Un bandage circulaire, placé à sec, mérite donc la préférence dans les cas ordinaires de fractures, parce qu'étant bien fait, il ne laisse ni pli, ni repli incommode (98). „

Le tempérament de Claude Pouteau semble aussi peu combatif que celui de Sabatier. Il a fait des concessions et même de vrais sacrifices. Cependant le chirurgien lyonnais avait le sens clinique trop développé pour subir sans murmurer la tyrannie du formalisme jusque dans les déterminations du matériel, comme dans l'étroite règle d'une recette.

Les mêmes abus, toujours renouvelés sous des formes diverses, sont combattus sur le ton sarcastique par Mathias Mayor, lorsqu'il énumère : " Les attelles, les verges et baguettes en bois, en baleine; le jonc, le roseau, le bambou, le cuir, le carton, l'écorce de certains arbres; la paille, l'herbe et le foin serrés en faisceaux; des plaques, des tissus ou des fils métalliques, tous les corps simples et composés, qui sont susceptibles de se mouler et de durcir autour du linge; du papier ou du carton; depuis la bouse de vache des Indiens, jusqu'au plâtre coulé des Arabes et des amateurs modernes, etc., etc., ... auxquels on a réellement recours, soit par besoin, par caprice, par habitude, usage, imitation, mode, esprit de secte et de coterie, par routine..... Faut-il donc s'étonner que cette foule de substances..... ait engendré cette autre foule, non moins considérable, de prétendues et de prétentieuses méthodes.....! „

L'infatuation est, en effet, aussi déplorable lorsqu'il s'agit d'un objet matériel que lorsqu'elle se borne à l'étroit horizon d'une formule ou d'une recette. Le massage et la mobilisation n'y ont pas échappé.

Intrinsèquement, ce sont toujours des ressources importantes. Pratiquement, le personnage le plus en vue de la Faculté a réussi, plus que d'autres, à les faire dévier des limites naturelles qui en confiaient le soin aux chirurgiens ou à leurs collaborateurs directs.

Il y a eu de louables efforts pour sauver de ce naufrage quelques pratiques du massage et de la mobilisation.

Le moins ignoré est venu du Collège royal de chirurgie de Paris. R. B. Sabatier (1732-1811) a publié en 1772 un travail sur les exercices du corps chez les anciens; il a décrit les mouvements actifs, passifs et mixtes: c'était riposter au reproche venu du doyen de la Faculté de médecine. Il n'était donc pas vrai que les chirurgiens ne connussent aucune règle *(sic)*.

M. J. Estradère signale le travail de Sabatier dans sa seconde édition (1884, p. 39), mais il ne précise pas l'indication bibliographique, qui n'est d'ailleurs pas donnée non plus dans le tome II de la *Biographie médicale* qui fait partie de l'*Encyclopédie des sciences médicales* (Paris, 1841, p. 558). Là se rencontre l'explication historique de l'inanité d'une protestation, dès qu'elle venait de Sabatier : " Son esprit, orné et réfléchi, s'était nourri des exemples de ses prédécesseurs, dont il continuait les travaux. Soumis à la règle, docile aux préceptes consacrés par l'expérience, il tenait plus à perfectionner... qu'à découvrir et à faire prôner des choses nouvelles (19). „

Sabatier et Desault étaient les chefs des deux écoles (20), dont l'une se présentait avec toute l'autorité de Petit, de Louis, de

Morand, avec toute l'illustration de l'Académie royale de chirurgie; et dont l'autre, dans sa marche rapide, renversait pièce à pièce l'édifice élevé par le temps et l'usage et replaçait la science sur de nouvelles bases.

L'une conservait les anciennes doctrines; l'autre en proclamait incessamment de nouvelles et comptait une foule d'adversaires.

Du côté de Sabatier, les chirurgiens connaissaient donc les règles du massage et de la mobilisation; mais on en parlait peu, pour ne froisser personne. Du côté de la Faculté de médecine, toutes les préoccupations scientifiques, toutes les relations confraternelles étaient supplantées par la défense des privilèges, c'est-à-dire des intérêts professionnels.

Pour faire comprendre en quel mépris certains médecins de son temps tenaient les ancêtres, Bordeu écrivait : " Quelques-uns des vôtres ont traité Hippocrate et Galien avec mépris, et ils les regardent, suivant l'expression à jamais mémorable de Chirac, comme des maréchaux-ferrants.

„ ... Détachez-vous donc du désir de vous faire regarder comme les descendants légitimes d'Hippocrate et de Galien.

„ Dites qu'ils étaient dans l'erreur, et mettez-les dans la classe des empiriques et peut-être des charlatans, puisque vous les regarderiez comme tels s'ils vivaient parmi vous... (21). „

Les expressions de " charlatans „ et d' " empiriques „ ne sont pas spéciales à Théophile de Bordeu; on les voit revenir comme naturellement, lorsqu'il n'y a plus d'arguments scientifiques.

Et cependant il en est de même à toutes les époques : les bases de la science médico-chirurgicale sont l'expérience et l'observation, et la valeur des faits l'emportera sur les propos blessants qui veulent être des injures.

Sir James Paget termine, en ces termes, sa fameuse lecture *Sur les affections que les rebouteurs guérissent :* " A la vérité, pour tous les cas dont j'ai parlé, je recommande l'étude du mémoire de Hood (99). Il faut rendre capable tout chirurgien de faire ce que j'ai conseillé : imiter ce qui est bon et éviter ce qui est mauvais dans la pratique des rebouteurs „ (100).

Que l'observation vienne d'un empirique et que l'expérience soit acquise par un charlatan, il n'en est que plus nécessaire d'endiguer leurs acquisitions scientifiques, de les canaliser, pour en donner le fruit à l'humanité tout entière.

Le seul véritable intérêt professionnel consiste donc à en organiser la canalisation et à en mener la direction conformément aux saines et traditionnelles critiques de la chirurgie (Guermonprez).

On n'en était pas là au XVIIIe siècle.

Dans les revendications, qui absorbaient le meilleur de la vie médicale, l'étroitesse d'esprit inspirait des procédés sectaires.

M. J. Estradère s'abstient de le dire (22), mais c'est le motif, qui arrête la plume des médecins de cette époque (23). Aucun médecin civil ne s'y serait hasardé; c'eût été s'exposer à être expulsé de la Faculté.

Il fallait un médecin militaire, pour donner cette preuve d'indépendance et surtout pour la pousser jusqu'au rapprochement de la médecine et de la chirurgie.

C'est exprimé jusque dans le titre même du livre : *Gymnastique médicinale et chirurgicale, ou essai sur l'utilité du mouvement ou des différents exercices du corps et du repos dans la cure des maladies,* par M. Tissot, docteur en médecine et chirurgien-major du quatrième Régiment de Chevau-légers (Paris, MDCCLXXX). C'est, au dire de M. J. Estradère, un des plus importants ouvrages du XVIIIe siècle sur la question. Mais la tyrannie anonyme du groupe de la Faculté avait une telle puissance, que l'auteur n'a pas osé placer le mot *massage* (24).

La peur du mot écartait le prétexte d'une mesure disciplinaire; mais il faut croire que ce n'était pas encore une suffisante précaution : la peur de l'homme se retrouve par le fait d'une citation à l'avantage du doyen redouté. C'est une confusion, voulue de Nicolas Andry et du corps médical, qui votait les peines disciplinaires contre ceux qu'il jugeait " les irréguliers de la profession „; la décision avait force de loi (25).

Et on tenait pour faiblesse professionnelle ce qui avait l'excuse du nombre des défaillants et des mœurs du temps.

Cependant Tissot écrit sans ambages quel a été le motif de sortir d'une réserve observée par tous ceux qui refusaient de prendre leur part d'une querelle passée sous silence par M. J. Estradère : " De nos jours, écrit Tissot, un médecin célèbre, sorti de l'École de l'Hippocrate hollandais (à Leyde) est venu ajouter le dernier degré de gloire et de succès à la gymnastique médicinale. Appelé à Paris il y a quelques années pour y pratiquer l'inoculation sur la personne d'un prince cher à la nation (26), il y fut à peine connu, que la foule des malades l'investit. Il prêcha dans ce pays-ci une doctrine, que nos médecins n'avaient su faire recevoir : cette doctrine fut celle du mouvement et des exercices du corps. Il est un moment où la vérité s'établit enfin en dépit de tous les efforts qu'on fait contre elle. Tronchin fut heureux; il persuada. La plupart des malades qui consultaient Tronchin étaient des gens riches, perdus par la mollesse, l'oisiveté et la bonne chère. L'exercice et la diète, voilà quelle devait être leur médecine; aussi Tronchin eut-il les succès les plus brillants; et alors il fut de bon ton de faire de l'exercice; les malades adoptèrent ce moyen curatif comme une mode nouvelle (27). „   „

Le rédacteur de la Biographie médicale (Paris, 1841 ; II, 370) cite un passage de l'*Essai historique de la médecine en France* par Chomel (p. 25) qui est bien la contre-partie : ".... La postérité aura peine à croire qu'on ait vu à Paris un médecin étranger, fort à la mode et fort couru, qui cependant rejetait de sa méthode, saignées, purgations, lavements, quinquina, opium, émétique, lait, bains, eaux minérales, vésicatoires, etc. *Toute sa pratique se bornait à conseiller des frictions, du mouvement,* de l'exercice, de longues promenades à pied, l'usage du vin, de la viande froide.

„ D'une thèse particulière vraie, il en faisait une trop générale. Son tempérament froid influait sans doute sur sa conduite. Il croyait ne pouvoir jamais assez augmenter le cours du sang et des humeurs, pour faciliter des crises, dont il attendait patiemment la guérison du malade : méthode perfide dans les maladies aiguës, capable seulement d'amuser ceux qui s'imaginent être malades. Aussi ne lui a-t-on vu traiter ou guérir que des femmes, des vaporeux, des mélancoliques... „

" Cette sortie est bien vive, observe le rédacteur de la Biographie médicale.

„ A Paris, Tronchin sut habilement profiter du faible de certains malades, que la longueur de leurs maux désole, ou qui, dans les maladies aiguës, croient trouver plus de ressources dans la pratique d'un nouveau venu. Il fit des cures qui contribuèrent à le tenter de se fixer à Paris; mais il les éluda adroitement, et se rabattit toujours sur les raisons qui l'attachaient à sa patrie (Genève). Une de ces raisons fut, dit-on, la conduite des docteurs de la Faculté, qui blâmaient hautement la manière singulière, qu'il affectait dans le traitement des maladies. Tronchin, à Paris, aurait été dans un pays ennemi, s'il s'y fût fixé dans ces premiers moments qui donnent du ton à un étranger. Le mérite est alors en butte à la jalousie; souvent même il s'éclipse par la possession, parce qu'un nouveau venu y perd à être vu de trop près ou trop longtemps. On ne peut cependant disconvenir des talents de Tronchin (Paris 1841; II, 370). „

Tissot se prononce pour que la direction n'appartienne qu'aux médecins : " Ce principe, qui est vrai par rapport à toutes les maladies en général, le devient encore plus lorsqu'il s'agit du traitement des maladies chirurgicales; et c'est pour cette raison que je m'étendrai plus particulièrement sur cet objet, parce que cette matière est presque neuve „ (Tissot, p. 14). Puis, par le silence, on s'est tenu à l'écart des querelles (28).

Pendant la période révolutionnaire, tout l'enseignement a été brisé; et le silence, imposé par la loi des suspects, a fait reculer très en arrière toutes les sciences médicales (101).

Pour ceux qui s'en étonnent, Maurice Raynaud l'a dit : " Il s'en faut que la chronologie soit toujours d'accord avec les doctrines. Il a fallu plus d'un demi-siècle pour que la circulation du sang fût admise sans conteste, un demi-siècle pendant lequel la doctrine nouvelle se heurta à la plus étrange et à la plus affligeante des formes du scepticisme : celle qui *s'obstine à fermer les yeux devant l'évidence, et à combattre par les seules armes de la dialectique, les faits les mieux établis.* Que de talent, que de science même, que d'esprit surtout, dépensés en pure perte par les adversaires des *circulateurs,* comme on les appelait alors! Guy Patin, parmi bien d'autres, en est un exemple mémorable; esprit singulièrement délié, mais fermé à toute idée nouvelle, enveloppant dans un égal dédain, avec toute la pharmacopée de son temps, l'antimoine et la circulation du sang, réduisant, en fin de compte, toute la thérapeutique à la saignée, il nous fournit une *preuve éclatante que le scepticisme et la routine marchent souvent de pair.* Qui oserait dire, d'ailleurs, que la race des Guy Patin soit entièrement perdue, et que l'esprit de Harvey ait, aujourd'hui, partout et absolument triomphé? „

Pourquoi le massage et la mobilisation auraient-ils été préservés à une époque pendant laquelle tout a été bouleversé ? Il a fallu du temps et des circonstances propices pour regagner toutes les valeurs perdues par la science et reprises par la routine.

En 1821, Charles Londe a publié un volume intitulé : *Gymnastique médicale, ou exercice appliqué aux organes de l'homme, d'après les lois de la physiologie, de l'hygiène et de la thérapeutique.* Ce n'est que le premier volume d'un ouvrage demeuré incomplet. Le second volume, celui qui devait traiter " l'application des exercices à l'homme malade „, n'a jamais paru. L'auteur donne un chapitre (p. 253) sur le " massage ou massement „; mais c'est l'écho de l'article de Petit-Radel dans l'*Encyclopédie* et de celui de Piorry dans le *Dictionnaire des sciences médicales.*

Cependant la Société de la Faculté de médecine de Paris (séance du 21 décembre 1821) avait désigné Chaussier et Esquirol, pour faire un rapport, qui a été lu et adopté dans la séance du 4 janvier 1821 " en invitant son auteur à poursuivre ses recherches, ses expériences, et à mettre fin à la seconde partie de son ouvrage, qu'il a si heureusement commencé „.

A cette époque, la Faculté de médecine de Paris était donc revenue de ses préventions : elle encourageait le massage et la mobilisation jusqu'à ses applications thérapeutiques.

Mais un rapport académique ne pèse pas sur l'opinion.

Et l'opinion de la masse des praticiens de la médecine est comme toute autre opinion, sujette à une impressionnabilité irraisonnée. Un médecin a osé le dire en un congrès : " Malheureusement, messieurs, nous pouvons le dire entre nous, ce sont les médecins qui ont donné le plus mauvais exemple. La remarque en a été faite bien souvent : jamais philosophes, littérateurs, poètes, n'ont dit autant de mal de la médecine que les médecins eux-mêmes ! Où trouvera-t-on sur la thérapeutique, par exemple, un jugement plus cruel que celui-ci : " Incohérent assemblage d'opinions
„ elles-mêmes incohérentes, elle est peut-être, de toutes les
„ sciences physiologiques, celle où se peignent le mieux les travers
„ de l'esprit humain ! Que dis-je ? Ce n'est point une science pour
„ un esprit méthodique; c'est un ensemble informe d'idées
„ inexactes, d'observations souvent puériles, de moyens illusoires,
„ de formules aussi bizarrement conçues que fastidieusement
„ assemblées. On dit que la pratique de la médecine est rebutante

„ je dis plus : elle n'est pas, sous certains rapports, celle d'un
„ homme raisonnable, quand on en puise les principes dans la
„ plupart de vos matières médicales. „ Qui s'exprime ainsi, messieurs ? Ce n'est pas le premier venu : c'est Bichat, que nous reven-
diquons tous plus ou moins, et avec raison, comme un des promo-
teurs de la science moderne !

„ Et c'est par centaines, que nous pourrions emprunter à nos
principaux chefs d'école, des portraits aussi peu flatteurs ; sans
compter Broussais, qui déclare sans ambage que jusqu'à lui,
Broussais, la médecine n'a fait que bercer les hommes d'un chimé-
rique espoir, et qu'à tout prendre elle a été plus nuisible qu'utile
à l'humanité ! Convenez qu'après cela, les gens qui nous jugent du
dehors sont excusables d'y mettre un peu de sévérité (29). „

Le massage et la mobilisation ne pouvaient avoir le privilège
d'échapper à ces propos.

Dupuytren a cependant préconisé un traitement, qui faisait du
massage, au moyen de pressions ménagées sur les faces antérieure
et postérieure de l'avant-bras, dans la fracture diaphysaire des
deux os. C'est Dupuytren lui-même, qui refoule les muscles extenseurs et fléchisseurs dans l'espace interosseux. Son massage
devait être important et très efficace, puisqu'il se réservait cette
manœuvre, à la façon d'un acte chirurgical prépondérant... Cependant le mot *massage* n'y est pas.

Lorsque la fracture affecte les os de l'avant-bras, les pièces
nécessaires sont : une bande longue de quatre ou cinq aunes, des
compresses graduées, deux attelles de la longueur de l'avant-bras,
ou même un peu plus longues, mais surtout plus larges, enfin une
attelle en fer recourbé en dehors et que Dupuytren nomme attelle
cubitale. Le blessé étant assis ou couché, les quatre doigts de la
main sont saisis par un aide, un autre prend le bras à sa portée
inférieure ; l'avant-bras étant tenu un peu fléchi sur le bras, on
procède à l'extension. Le chirurgien, au moyen de pressions ménagées sur les faces antérieure et postérieure de l'avant-bras, refoule
les muscles extenseurs et fléchisseurs dans l'espace intervenu,
auquel il rend ainsi ses dimensions naturelles, les fragments du
radius s'écartant de ceux du cubitus. Puis la paume de la main est
enveloppée de tours de bande jusqu'au poignet ; celle-ci est ensuite
remise à un aide ; des compresses graduées d'une longueur pro-

portionnée et trempées dans l'eau végéto-minérale sont appliquées sur les faces dorsale et palmaire et doivent quelque peu avancer sur le poignet, le carpe, le métacarpe et sur les extrémités humérales du coude. Les deux attelles étant posées par dessus, la bande du poignet est reprise des mains de l'aide et le bandage roulé est continué sur l'avant-bras, du poignet jusqu'au coude. On a ainsi augmenté le diamètre antéro-postérieur; et l'espace inter-osseux nécessaire aux mouvements de rotation est conservé (30).

V

Dupuytren a donc pratiqué le massage ; il en a même prolongé l'action par le dispositif de ses bandages, mais il ne paraît pas s'être préoccupé de la mobilisation après les fractures.

C'est sur la question de la mobilisation que Munaret a critiqué ses contemporains à propos de leur traitement des fractures. Il n'est pas " d'accord avec les auteurs qui écrivent, d'une manière générale, que le traitement des fractures est une des parties les plus avancées de l'art chirurgical. J'ose croire, au contraire, écrit-il dans sa septième *Lettre* — qu'ils me pardonnent ce franc parler sur le terrain de la science — que, jusqu'en l'année 1812, époque à laquelle Sauter publia sa méthode, le traitement des fractures des membres, surtout celui des fractures des membres inférieurs, avait langui dans une atrophique enfance, emmailloté qu'il était dans les langes de Scultet !

" Or, le (procédé) du médecin allemand permet à un membre inférieur fracturé, mais réduit, reposant sur un cadre sanglé, garni et suspendu au ciel du lit ou au plafond de la chambre, tous les mouvements oscillatoires, parallèles à l'horizon, sans compro-mettre l'exact maintien des fragments et sans douleur. " Permettre les mouvements du membre blessé sans compromettre l'exact maintien des fragments, c'est répondre aux indications fonda-mentales des soins consécutifs.

Mayor, de Lausanne, employa son zèle et son talent à mettre en pratique ce procédé. " Ce chirurgien, déjà connu par d'autres travaux, publia à plusieurs reprises tous les avantages qu'il en éprouvait dans son hôpital et dans sa pratique civile. On peut dire qu'il prêcha courageusement dans le désert pendant vingt ans... „, dit Munaret. Et il ajoute : “ Ce fut en 1832 que, lisant à mon tour dans un journal de médecine le compte rendu d'un de ses ouvrages sur le même sujet, je me pris à admirer, non pas tant la supériorité patente de cette méthode sur toutes les autres, que l'entêtement véritablement sublime de tous nos confrères. „

Dans l'enthousiasme de ses succès, Munaret a fait une confusion (qui est commune dans tous les temps) entre méthode et procédé. Il a changé de méthode en sauvegardant la mobilité des articulations sans compromettre la contention de la fracture ; et ce changement lui a permis de “ stimuler l'attention du Français si vite blasé..., au bénéfice d'une méthode, dont il s'était fait l'apôtre „ après Mathias Mayor.

Il a commis l'erreur d'attribuer ses heureux résultats au procédé de l'hyponarthécie simple, ou bien à celui de l'hyponarthécie trochléenne.

D'autres ont prétendu appliquer la même “ recette „. Chacun l'a fait à sa façon. Cusco y a réussi à l'Hôtel-Dieu de Paris, de même que beaucoup d'autres ; mais il n'en a pas été partout ainsi. Le procédé est tombé en désuétude ; il a été remplacé par d'autres, qui ne valent, ni mieux, ni pis.

Le malheur est que le discrédit est tombé du même coup sur la méthode elle-même, en même temps que sur son procédé d'application... C'est d'autant plus regrettable que Munaret n'a nullement méconnu la part de la mobilisation réglée pour justifier ses préférences.

Il s'est fait illusion en considérant la mobilisation comme une sorte d'accessoire, tandis que le support du membre fracturé lui inspirait une sollicitude injustifiée.

Ainsi s'explique comment tout l'avantage d'une bonne méthode a été déplorablement perdu lorsqu'on eut délaissé le simple procédé du support.

Parmi les modernes, il s'en trouve plusieurs qui ont découvert le traitement des affections ostéo-articulaires par le massage et la mobilisation. Il ne s'agit pas pour eux de revendication de priorité ; ils ont démontré, à leur façon, combien est certaine une vérité qui s'est imposée, il y a plus de soixante ans, à un esprit très indépendant. Amédée Bonnet n'a été suivi que par le petit nombre ;

et il est bien oublié dans les milieux favorisés par la vogue. Sa part n'en est pas moins certaine.

Dès 1837, Amédée Bonnet, de Lyon, définit les effets de l'immobilité prolongée des articulations. Son texte est à relire, surtout pour les critiques. Il est temps de les documenter.

Ce n'est pas pour le vain plaisir du changement qu'Amédée Bonnet a tant innové dans la thérapeutique des maladies articulaires. C'est par esprit de probité chirurgicale. L. Ollier l'a expliqué dans son discours le jour de l'inauguration de la statue d'Amédée Bonnet dans la cour de l'Hôtel-Dieu de Lyon :

" Amédée Bonnet ne tarda pas à reconnaître que les grandes mutilations, ou même *les opérations* moins sanglantes, *devenaient quelquefois plus terribles que la maladie qui les avait fait entreprendre*. Il se persuada à bon droit que certaines conquêtes de la chirurgie opératoire avaient été *trop chèrement achetées;* et, dès lors, se pénétrant de plus en plus de cet esprit salutaire qui a fait ajouter à la chirurgie le nom de *conservatrice,* il s'arrêta. A partir de ce moment jusqu'à la fin de sa carrière, cet esprit le guida dans toutes ses entreprises, et, si quelques-unes de ses innovations ont pu *paraître téméraires,* elles furent, *en réalité, conservatrices,* en ce sens qu'elles étaient *moins aventureuses et moins téméraires que toutes celles qu'on avait proposées jusque-là.* Réduire le nombre des mutilations, rendre innocentes celles qu'on ne peut éviter: voilà désormais les tendances dominantes d'Amédée Bonnet.

„ Les maladies articulaires, si fréquentes dans nos climats, si désastreuses pour les classes pauvres, étaient à cette époque — comme aujourd'hui encore —. la principale cause de ces mutilations. *Les étudier, apprendre à les guérir,* était un moyen sûr, quoique indirect, d'arriver à son but. Amédée Bonnet se mit à l'œuvre. Invoquant tous les moyens d'exploration que la science moderne pouvait lui fournir, il s'engagea dans des recherches où ses prédécesseurs avaient à peine planté quelques rares jalons. Il jeta ainsi les bases d'une de ces œuvres capitales, classiques dès leur apparition, qui ne sont pas définitives sans doute, mais qui deviennent le point de départ obligé de tout perfectionnement.

„ Génie essentiellement progressif, Amédée Bonnet ne laisse pas à d'autres le soin de féconder ce qu'il a créé; il travaille et travaille sans relâche; et huit ans après, il donne son *Traité de thérapeutique des maladies articulaires,* qui aurait pu paraître la limite de sa puissance si, quelques années plus tard, il ne fût venu prouver lui-même qu'on pouvait aller plus loin.

„ Parallèlement à cette grande entreprise, il en poursuivait une autre qui tendait plus directement encore au but final qu'il s'était proposé. Ce n'était pas assez que d'avoir, par une thérapeutique préventive, diminué le nombre des mutilations jusque-là réputées nécessaires; il voulait encore rendre moins dangereuses les muti‑ lations inévitables. Et alors, se souvenant sans doute d'une pra‑ tique qui, déjà il y a cent ans, dans ce même Hôtel-Dieu de Lyon avait illustré Pouteau, il cherche de nouveaux moyens de diérèse. Amédée Bonnet se sert du feu et des agents chimiques, étudie leur action, apprécie leurs avantages, conclut à leur supériorité, et, comme conséquence forcée, tend à réduire de jour en jour le rôle de l'instrument tranchant (Lyon, 1862 ; pp. 54 et 56). „

A l'époque d'Amédée Bonnet, il y avait, en effet, des notions qui s'étaient obscurcies. Chez les blessés, on ne connaissait plus qu'une seule sorte d'arthrite, " l'arthrite traumatique, ... où tous les tissus articulaires sont contus, divisés, désorganisés par un agent mécanique „ (102). Cette façon de C. P. Forget était celle de la plupart de ses contemporains. C'est le temps où l'on fait de l'immobilité, de la compression, etc. Près des chroniques, on invoque, avec des succès variés, l'hydrothérapie, les eaux minérales de toute espèce, sulfureuses, alcalines, iodées, etc... Dans ces derniers temps, des doutes se sont élevés sur l'utilité du traitement (qui est assimilé à celui du rhumatisme). Le fait est que le rhumatisme est une de ces affections qui cèdent ou résistent indifféremment, quels que soient les remèdes qu'on leur oppose. Bon nombre de rhumatismes ayant été soumis parallèlement à l'expectation, d'une part, et d'autre part, à des médications diverses, l'avantage serait resté à l'expectation. Il est très possible que le rhumatisme soit une de ces maladies qui, comme l'érysipèle, la variole, l'ictère simple et beaucoup d'autres, parcourent spontanément leurs périodes et guérissent très bien, abandonnées à elles-mêmes. Dût le fait se vérifier, il n'en faudrait pas moins placer les malades dans des conditions hygiéniques favorables, et surveiller les accidents pour les combattre au besoin.

Un pareil langage, proféré par un des meilleurs esprits de son temps, est un témoignage irréfutable de l'obscurité de la question à cette époque. Il fallait donc commencer par s'orienter.

En 1844, Amédée Bonnet l'écrit nettement : " Lorsqu'une articulation exécute des mouvements, il n'est pas un seul des tissus, qui la composent, qui ne soient modifiés. Le tissu cellulaire, les aponévroses, les muscles et les ligaments sont tour à tour distendus et relâchés : les cartilages et les synoviales exercent des frottements les uns sur les autres ; et, d'après les recherches de Jules Guérin, les cavités articulaires éprouvent des mouvements alternatifs d'ampliation et de resserrement, qui favorisent l'exhalation de la synovie. Ces considérations font comprendre qu'il n'est pas de modificateur local qui agisse avec plus de généralité et de puissance sur les mouvements.

„ A part les inflammations aiguës, accompagnées de vives douleurs et de maladies chroniques, où l'on ne peut obtenir la guérison que par l'ankylose, *l'on doit proscrire l'immobilité* (103.) Les observations de Teissier, de Lyon, en démontrent *tous les dangers.* Si elle suffit à elle seule pour produire des inflammations de la synoviale, des épanchements de sérosité, des gonflements et des ulcérations des cartilages, combien ne doit-elle pas contribuer à entretenir et à aggraver ces lésions quand elles existent par avance (104) ! „ Ce propos énergique acquiert l'importance d'une sorte de réquisitoire autorisé, bien que posthume, lorsqu'on tient compte de la haute et sage compétence d'Amédée Bonnet. Proscrire l'immobilité, lui attribuer de vrais dangers, lui reprocher d'entretenir et d'aggraver les lésions articulaires, tel est bien l'enseignement d'Amédée Bonnet. On l'a compris jadis, même à Paris (105).

Paul Broca l'a dit, en prononçant, devant la Société de chirurgie de Paris, l'éloge d'Amédée Bonnet : " Avant lui, sans doute, on guérissait déjà sans amputation et sans résection beaucoup de tumeurs blanches ; mais ces cures ne s'obtenaient souvent qu'au prix d'une infirmité permanente. La soudure de l'articulation était considérée comme une terminaison heureuse ; les déviations, les rétractions, les subluxations consécutives comme des accidents presque sans remède. On désirait toujours, dans la prévision de l'ankylose, que le membre gardât une position déterminée ; on avait recours aux gouttières ou aux appareils pour l'y maintenir en immobilité, mais, lorsqu'il était déjà dévié, lorsque la rétraction instinctive des muscles, provoquée et entretenue par la douleur inflammatoire, avait déjà déformé la jointure, on croyait devoir respecter cette attitude vicieuse, dans la crainte d'exaspérer l'inflammation par des manœuvres violentes et très douloureuses, de provoquer la suppuration et d'interrompre le travail d'une guérison commencée.

„ Bonnet, dans ses premières tentatives, ne se proposait d'abord, en redressant les tumeurs blanches, que d'atténuer les inconvénients de l'ankylose éventuelle; et, dominé comme tout le monde par la crainte de redoubler l'inflammation, il n'était pas sans inquiétude sur le résultat des tiraillements auxquels il soumettait l'articulation malade. Mais il reconnut bientôt, à sa grande satisfaction, que le redressement et même le redressement brusque, quelque douloureux qu'il fût sur le moment, était suivi au bout de quelques heures d'un soulagement marqué, pourvu que le membre fût immédiatement immobilisé dans un appareil convenable; puis il constata que l'inflammation, au lieu de s'accroître, diminuait souvent avec rapidité, et qu'en définitive la bonne position n'était pas seulement un moyen d'empêcher la production des difformités, que c'était encore un moyen antiphlogistique...

„ Mais, si l'on se bornait à redresser le membre et à le maintenir immobile, l'ankylose complète ou incomplète aurait toute chance de se produire; et les fonctions de la jointure seraient à jamais perdues.

„ Prévenir l'ankylose, telle fut la seconde indication que poursuivit notre éminent collègue.

„ Tous les chirurgiens avaient déjà eu la même pensée; plusieurs avaient osé la mettre à exécution, et certes ce n'étaient pas les moyens qui manquaient. Il suffisait, à la fin du traitement et lorsque l'inflammation paraissait éteinte, de soumettre l'articulation à des manipulations méthodiques, pour empêcher la soudure des surfaces opposées, et pour rendre aux ligaments rétractés et aux muscles raccourcis par une longue inaction leur longueur et leur flexibilité. Mais cette indication, si simple qu'elle fût, n'avait pu pénétrer dans la pratique commune. On craignait toujours de rallumer l'inflammation, de provoquer la récidive de la tumeur blanche; on voulait attendre avant d'agir que l'engorgement fût entièrement dissipé et, lorsque ce moment était venu, il était trop tard : l'ankylose était déjà confirmée! Tel était l'état des esprits avant les travaux d'A. Bonnet.

„ En étudiant la question de plus près, il reconnut que, souvent, les altérations anatomiques sont très inégalement réparties sur les ligaments et les surfaces d'une même articulation, qu'elles peuvent entrer en résolution à des époques différentes, et qu'il peut être avantageux de *faire exécuter certains mouvements,* à un moment où certains autres seraient nuisibles. La flexion et l'extension, l'adduction et l'abduction, la rotation, la circumduction sont autant de fonctions distinctes; il faut savoir les remettre en jeu par des moyens indépendants et souvent à des périodes successives. Le fonctionnement partiel ou élémentaire, suivant son expression, doit donc le plus souvent précéder le fonctionnement complet. Am. Bonnet attachait beaucoup d'importance à cette idée, qui lui avait suggéré le plan d'un *Traité de thérapeutique fonctionnelle,* ouvrage dont il rassemblait depuis longtemps les matériaux, lorsque la mort vint le frapper.

„ *Pour obtenir le fonctionnement partiel des articulations, il inventa un grand nombre de machines fort ingénieuses et fort efficaces, sans aucun doute,* mais qui ont peut-être l'inconvénient de compliquer outre mesure l'arsenal de la chirurgie. „

P. Broca l'a donc bien proclamé en séance solennelle de la Société de chirurgie de Paris, les machines d'A. Bonnet sont fort efficaces, fort ingénieuses et en grand nombre; et c'est bien lui, qui en est *l'inventeur.* Qu'importe une critique, quand elle hésite à compliquer l'arsenal de la chirurgie, en y ajoutant des machines fort efficaces ?... Depuis ce temps, la chirurgie s'est trouvée en présence de bien d'autres complications, non seulement de son arsenal, mais encore de ses locaux et même de ses annexes; et elle a tout accepté, tout subi, tout transformé, bien que ce ne fût pas toujours très ingénieux, mais sur cet unique argument que tout était *fort efficace!*

Les inventions d'Am. Bonnet n'eurent pas cette fortune d'emblée; elles sont même tombées dans l'oubli, du moins celles qui se rapportent à la mécanothérapie.

A. Bonnet l'a écrit dans la préface de son dernier ouvrage (15 nov. 1858) : " Pendant longtemps, le traitement local des maladies articulaires n'a laissé au chirurgien d'autre alternative que l'emploi de moyens topiques, qui se bornaient à modifier les fonctions et la structure de la peau, ou le choix d'opérations qui entraînaient des accidents graves, et laissaient après elles de tristes mutilations. Il importait de sortir de cette voie stérile ou dangereuse et de trouver des méthodes plus efficaces que les topiques, les frictions et les douches, et qui permissent en même temps de *conserver l'intégrité et les fonctions des jointures*. „ Ce progrès a été accompli, du moins dans une certaine mesure, pendant les vingt dernières années (1838-1858). Il a été la conséquence d'études sérieuses sur les altérations de forme, de rapports et de fonctions dont les jointures peuvent devenir le siège, et sur l'emploi de méthodes thérapeutiques propres à ramener les membres à leur direction normale, à en assurer le repos et à régler, suivant les cas, *l'exercice élémentaire ou l'exercice complet des mouvements.*

J. Garin, de Lyon, a pu le dire avec raison : " Le sujet traité par A. Bonnet est d'un intérêt permanent pour la science et pour l'humanité. Il s'agit, en effet, des maladies articulaires, *le plus généralement considérées comme incurables* et des nouvelles *méthodes imaginées pour les guérir.* Les tumeurs blanches des jointures et les ankyloses qui les suivent, les opérations et les manœuvres curatives de ces maladies, voilà tout l'objet de ce livre ! „ Non, ce n'est pas tout : il y a dans l'esprit de ce livre, sinon dans son texte, la ressource de la guérison pour les ankyloses et autres difformités après les fractures et après bien des traumatismes. Il en est de même pour les rigidités consécutives aux phlegmons et pour de nombreuses arthropathies, sans compter quelques contractures et plusieurs formes de paralysies des membres (106).

De tous ces cas, le plus généralement considérés comme incurables, les plus heureux sont ceux des arthropathies et autres processus morbides post-traumatiques. Le temps est venu de faire retour aux méthodes d'A. Bonnet et de ne plus tenir les infirmités post-traumatiques pour d'inéluctables fatalités.

Quand on aura continué les soins consécutifs avec persévérance et dextérité, on diminuera le nombre et l'importance de ces maladies considérées comme incurables.

On y arrivera, si on retourne au texte authentique d'A. Bonnet : au lieu de l'immobilisation systématique, ce sera souvent le contraire, c'est-à-dire la mobilisation, qu'on trouvera.

A. Bonnet attribue pour bases à ses travaux quatre principes distincts : 1° la méthode sous-cutanée de section des tendons ou des muscles; 2° l'éthérisation pour le diagnostic ou le redressement des difformités; 3° le système de bandages qui se moulent sur les formes du corps — quoique primitivement inventés pour les fractures, ils ont permis de supprimer les pansements, dont les attelles droites et inflexibles formaient la base, et d'assurer le repos des articulations sans exercer de pressions douloureuses; 4° la cautérisation pour la résolution et l'organisation complète des tissus engorgés et dangereux.

Puis il s'explique sur l'espèce d'isolement, dont il a souffert, puisqu'il a vu qu'il n'était pas suivi. Il a le pressentiment de l'oubli, dont sa grande mémoire est encore obscurcie :

" Quoique l'École de Paris ait pris une part importante à la généralisation, au perfectionnement et à la diffusion de quelques-unes de ces découvertes, elle est restée étrangère à l'invention de la plupart d'entre elles. Le mouvement s'est accompli hors de son sein, en ce qui regarde les nouveaux systèmes de pansement et de cautérisation, les principes de redressement des membres dans les difformités articulaires, la rupture de l'ankylose, les tuteurs et les *appareils de mouvement*. Il est résulté de cette direction scientifique un singulier contraste entre l'esprit d'innovation, qui, à Lausanne, à Bruxelles, à Lyon, à Naples et à Berlin, présidait aux travaux de thérapeutique (des maladies) articulaires; et la conservation, à Paris, des traditions classiques, depuis la théorie, scrupuleusement suivie, des causes de l'allongement et du raccourcissement dans les coxalgies, par la répulsion et la luxation du fémur, jusqu'à l'absence de tout redressement et de tout appareil contentif ou moteur. „ — Cette attitude spéciale du milieu parisien a été une déception pour l'homme de bonne foi qu'était A. Bonnet. Elle est cependant bien indépendante des personnalités : on l'a revue cinquante ans plus tard (1896), précisément sur les mêmes questions et avec des agitations et des vexations bien caractéristiques de la différence des temps.

Loyalement, le chirurgien lyonnais a voulu documenter tous les hommes compétents, même ceux de Paris, qui lui opposaient la tradition — il ne dit pas la routine : " Dans cette situation, il importait d'abandonner la voie des publications dans les journaux et dans les livres, dont l'expérience prouvait toute la stérilité *(sic)*, et de démontrer les méthodes nouvelles en présence des corps savants, qui font autorité et desquels part toute publicité faite pour obtenir quelque retentissement. Il importait plus encore d'employer publiquement ces méthodes, afin de mieux faire apprécier le détail des procédés et les conséquences de leur application. „ — A. Bonnet est mort à temps pour ne pas goûter l'amertume d'une désillusion nouvelle (107).

La publicité a été retentissante, mais les corps savants n'ont rien déversé de leur autorité sur les méthodes nouvelles.

L'indifférence de la masse a fait prévaloir les usages depuis longtemps établis sur la résignation des malades et l'économie du temps de leur entourage.

La routine est, en effet, secondée par deux auxiliaires, dont la puissance l'emporte par une passivité aussi muette qu'efficace sur les arguments les plus démonstratifs en faveur de la guérison des infirmes, ou du moins en faveur de l'atténuation de leurs infirmités. C'est d'abord la pusillanimité d'un malade, qui a déjà souffert et qui recule épouvanté devant la perspective d'une douleur nouvelle par une cautérisation, un redressement de membre et surtout une rupture d'ankylose. C'est ensuite, et principalement, l'apathie d'un entourage qui ne s'intéresse plus à l'infirme — il y en a qui vont jusqu'à exploiter l'infirmité; c'est la fatigue et le découragement de tout ce monde, qui avait escompté une guérison rapide et qui oppose une indifférence uniforme aux nouveaux systèmes de pansement, aux tuteurs les plus rationnels et surtout aux appareils de mouvement, dont ils ne comprennent pas l'utilité. Tout cela prend trop de temps, demande trop de soins et impose trop d'assiduité à leur gré;... et il est toujours facile de couvrir le motif inavoué par le masque de l'incertitude des méthodes nouvelles, avec l'appoint attendu d'une commisération qui a toujours son succès.

Pour A. Bonnet, les considérations de ce genre ne valaient même pas une mention.

Possesseur d'une vérité, il lui importait d'employer publiquement ses méthodes, afin de mieux faire apprécier le détail des procédés et les conséquences de leur application : " Ce sont ces motifs, qui m'ont engagé, dit-il, à faire un voyage à Paris vers le milieu du mois d'août dé cette année (1858). Grâce à la bienveillance dont j'ai été honoré, j'ai pu porter la parole successivement dans trois séances consécutives de l'Académie des Sciences, de l'Académie de médecine et de la Société de chirurgie; et j'ai consacré les deux jours suivants à des opérations publiques, dont deux, entre autres, ont été faites à la clinique de la Faculté sur des malades qui m'avaient été confiés par Ad. Richard, suppléant à cette époque d'Aug. Nélaton, et dont l'obligeance m'a été extrêmement précieuse. „ Un pareil langage montre plus que la simple probité scientifique; il prouve un véritable zèle pour la diffusion de l'art de guérir. A. Bonnet a rassemblé en un volume tous les faits qui se rapportent à ce voyage. Il signale, en outre, les publications et les traitements, dont ses mémoires et ses démonstrations ont été le point de départ.

Son intention était de faire " juger, en partie du moins, par des faits soumis à un contrôle public, de l'utilité des méthodes nouvelles et des limites dans lesquelles se renferme leur action; enfin, d'apprécier les vues de plusieurs médecins distingués sur des questions bien anciennes, si l'on considère les écrits dont elles ont été l'objet, mais très nouvelles, si on leur assigne pour date le moment où elles ont commencé à fixer l'attention „. Et le célèbre chirurgien termine son espèce de testament chirurgical par cette réflexion sincère, que les gouailleurs modernes taxeront de naïveté :

" J'ose croire que la forme de cette monographie, qui est celle d'une démonstration, adressée à une réunion que l'on veut convaincre, et d'un échange d'explications, d'objections et de réponses, par lesquelles se traduit la vie des assemblées délibérantes, donnera à ce travail plus d'animation et d'intérêt que n'en comporte, en général, l'exposition des recherches spéciales et pratiques, comme celles qui sont traitées dans cet écrit. „

La première édition, datée du 15 novembre 1858, a été rapidement épuisée; mais il est permis d'en attribuer une grande part au succès d'estime, augmentée par l'émotion causée par la mort rapide de l'auteur dès le 1er décembre de la même année.

J. Garin a donné les soins les plus judicieux à la seconde édition (15 nov. 1859); il n'est pas possible de lui attribuer un succès de propagande, lorsqu'on a tant de peine à retrouver cet ouvrage en dehors de la bibliothèque des chercheurs. L'auteur était mort depuis un an à peine, et déjà c'était l'oubli. Aujourd'hui, ce serait de l'injustice, si on laissait s'accréditer l'erreur qui attribue tout le mérite d'un *renouveau* à ceux des contemporains qui dédaignent le soin de tenir compte des efforts, même infructueux, de leurs prédécesseurs.

Quand il en est ainsi entre Français, comment s'étonner que des étrangers en tirent parti au profit de quelqu'un des leurs?

C'est donc le temps de revenir à cette " pittoresque exhibition des idées (d'A. Bonnet). Devant les corps constitués de la science les plus autorisés qui fussent jamais, il a mis en lumière, avec un talent d'exposition incontestable, les principes généraux de ses doctrines sur les maladies articulaires et les procédés aussi hardis qu'efficaces de ses méthodes de traitement „. Il faut une véritable audace pour aller jusque-là, malgré les contemporains; mais il s'agit d'*une vérité proférée en toute justice*.

Il y a un courage médical que Forget tient pour *une rareté :* " c'est celui qui porte le praticien à compromettre sciemment et presque certainement ses intérêts et sa renommée, soit en acceptant de traiter des maux désespérés, soit, plus sûrement encore, en essayant de conjurer la maladie ou la mort, au moyen de procédés et de remèdes réprouvés par les préjugés du public et des médecins.

„ Que chacun de nous, dit-il à ses collègues de la Société de médecine de Strasbourg, que chacun de nous, la main sur la conscience, veuille dire si sa principale préoccupation n'est pas de décliner l'accusation d'avoir concouru par ses traitements à la mort de ses malades! Qui de nous, pour se soustraire à d'odieuses imputations, n'a plus ou moins sacrifié aux doctrines populaires, aux méthodes consacrées par l'ignorance ou l'erreur, aux remèdes sanctionnés par la routine ou par la mode?... La mode, cette reine du monde, qui subjugue le sage comme le simple, et le médecin comme la matrone; combien trouvez-vous d'esprits forts qui sachent lui résister? Que ne fait-on pas pour se disculper d'un malheur dont on n'est pas cause? Que de subtilités et de mensonges réfléchis, dictés par cette faiblesse, pour expliquer un échec, justifier une médication, pour sauver enfin ce que nous avons de plus cher, notre honneur professionnel (108) ! „

A. Bonnet s'est placé au-dessus de toutes les petitesses : il a vu la vérité et il a eu le courage de le dire.

Dans cette suite de paragraphes, où Am. Bonnet étudie les causes locales qui peuvent produire ou aggraver les maladies articulaires, il accorde une place étendue aux effets de l'immobilité prolongée. De nos temps cette question n'a été le sujet d'aucune recherche précise (Am. Bonnet). En lisant les écrits de J.-L. Petit, de Hunter, de Boyer, on s'aperçoit qu'ils ont indiqué les lésions qu'ils attribuent à l'immobilité des articulations, d'après l'observation clinique et non d'après un examen nécroscopique, qui seul peut conclure à un résultat incontestable. On ne voit pas qu'ils aient ainsi saisi l'occasion d'observer sur le cadavre les altérations que les phénomènes étudiés pendant la vie les avaient conduits à admettre dans les jointures soumises au repos absolu.

Les auteurs de l'époque qui ont traité des effets de ce repos, Cruveilhier, Velpeau, Kunholtz, Malgaigne, Vidal de Cassis, n'ont pas comblé cette lacune. C'est à Teissier, médecin de l'Hôtel-Dieu de Lyon, que l'on doit une suite d'observations très complètes et très précises, qui permettent enfin de décider quelle part l'immobilité peut avoir dans la production et l'aggravation des maladies articulaires. Le travail, dans lequel il a consigné le résultat de ses recherches, a paru en 1841, dans la Gazette médicale de Paris.

Amédée Bonnet y puise tous les matériaux de cet article : il croit devoir dire par avance qu'ayant assisté à la plupart des autopsies faites par Teissier, il a pu vérifier toute la justesse de ses assertions.

« Je vais d'abord démontrer anatomiquement que l'immobilité longtemps continuée peut produire des maladies très graves dans les articulations saines. Je chercherai ensuite comment le repos agit dans la production de ces maladies.

„ L'immobilité absolue des articulations peut produire : 1° l'épanchement de sang et de sérosité dans les cavités articulaires; 2° l'injection des synoviales et la formation de fausses membranes; 3° l'altération des cartilages; 4° l'ankylose.

„ Je n'ai pas mentionné la raideur des articulations parmi les lésions anatomiques que produit leur immobilité. Cette raideur s'observe très fréquemment et peut tenir en partie à ce que les ligaments et les muscles ont perdu leur extensibilité naturelle; mais elle doit être surtout considérée comme un effet des altérations que l'autopsie fait reconnaître dans les cartilages et dans les synoviales „ (A. Bonnet).

Amédée Bonnet commence judicieusement par étudier les épanchements de sang et de sérosité dans les articulations. Quelques auteurs, parmi lesquels Cloquet et Samson aîné, ont parlé d'un scorbut local qui peut être produit par l'immobilité prolongée que nécessite le traitement des fractures; ils ont surtout remarqué les taches violettes que présente assez souvent la peau des membres qui n'exécutent aucun mouvement.

Mais c'est Teissier qui a décrit, le premier, l'*exhalation séro-sanguinolente* qui se fait dans les articulations saines sous l'influence d'un repos prolongé (Am. Bonnet).

« Depuis que j'examine avec attention, dit Teissier, les jointures de tous ceux qui meurent après avoir été soumis pendant un temps plus ou moins long à l'immobilité absolue pour cause de fractures, j'ai trouvé presque constamment dans toutes les cavités articulaires du membre malade, même dans celles qui sont le plus éloignées de la solution de continuité, la sécrétion de synovie, remplacée par une quantité, tantôt assez grande, de *sérosité sanguinolente,* et même par du *sang liquide* presque sans mélange. Une fois même, mais une fois seulement, *j'ai rencontré des caillots : c'était dans le genou d'un vieillard, qui était resté six mois en appareil d'extension permanente pour une fracture du col fémoral.* Les caillots étaient noirs, peu consistants, non fibrineux, mais en grand nombre. Cette extravasation sanguine ne se fait pas seulement dans la cavité synoviale, mais elle se produit aussi très souvent dans les parties molles extra-capsulaires, dans le tissu cellulaire sous-synovial, dans les fibres musculaires et jusque sous la peau. Elle est d'ailleurs d'autant plus abondante que le séjour au lit a été plus longtemps continué, plus évidente chez les vieillards que chez les adultes; elle était très notable chez un jeune homme, qui, depuis nombre d'années, s'adonnait à la masturbation, et qui avait un gonflement scorbutique des gencives.

„ J'ai eu l'occasion deux fois, dit encore Teissier, d'observer une *hydarthrose considérable du genou* sur des individus porteurs, l'un d'une fracture simple de la partie moyenne du fémur, l'autre d'une fracture des deux os de la jambe, un peu au-dessus des malléoles. Tous deux jouissaient d'une santé robuste avant leur accident ; jamais ils n'avaient ressenti la plus légère douleur dans les genoux, ni la moindre gêne dans les fonctions de cette articulation. Le premier avait 48 ans, le second n'en avait que 35. Eh bien ! malgré toutes ces conditions de force on ne peut plus favorables, alors que le cal osseux était déjà formé, alors que la guérison de la fracture était non pas accomplie, mais très avancée, on vit, chez ces deux hommes, le *genou* du membre fracturé s'engorger, devenir fluctuant et présenter, en un mot, tous les signes d'une *hydarthrose abondante.* Cette complication fut de courte durée chez le malade porteur de la fracture de la jambe, mais elle fut très rebelle chez l'autre sujet ; elle persista longtemps après la soudure parfaite des fragments osseux, et elle entraîna à sa suite *la perte complète des mouvements du genou et une ankylose* probablement fibreuse (31).

„ La plupart des auteurs qui ont traité des effets de l'immobilité des articulations se sont bornés à dire qu'elle enlève aux *cartilages* leur poli, qu'elle les rend *secs, rugueux* et *raboteux ;* mais jamais ils ne sont allés plus loin ; et encore, en émettant une semblable opinion, ils s'appuyaient, non pas sur des ouvertures cadavériques, mais sur quelques phénomènes observés chez le vivant, tels que la crépitation qu'on perçoit toutes les fois que la sécrétion synoviale est diminuée, et sur la difficulté avec laquelle, dans ces cas, les surfaces osseuses roulent les unes sur les autres. Quelques autres ont présumé que les cartilages, par suite d'un contact longtemps prolongé, pouvaient *s'amincir* et *s'user ;* mais, ne possédant aucune preuve anatomique de cette opinion, ils sont restés prudemment dans le doute. Amédée Bonnet ne saurait garder la même réserve ; et il ne craignait pas d'affirmer, avec Teissier, que le repos absolu peut déterminer de graves altérations des cartilages, telles que leur *rougeur,* leur *gonflement,* leur *ramollissement,* leur *érosion* et leur *amincissement.* „ La *rougeur* qu'on observe sur les cartilages à la suite de l'immobilité peut être uniforme ou ponctuée. Là où les cartilages ne sont pas érodés, elle se présente sous forme de *macules* ecchymotiques plus ou moins foncées ; là, au contraire, où les cartilages sont dépolis ou ulcérés, elle est inégale, pointillée. Je citerai un fait, ajoute-t-il, où la rougeur s'est présentée sous la forme d'*arborisation vasculaire* très manifeste (32).

" Des faits servent à prouver les assertions émises; ils sont extraits du mémoire de Teissier, souvent cité : j'ai observé moi-même la plupart d'entre eux, et je puis en garantir la parfaite exactitude (Am. Bonnet). „

Ces observations se rapportent à des fractures plus tragiques dans leur terminaison et plus faciles à explorer dans les articulations juxtafracturales; il s'agit de fractures de cuisse; et les articulations du genou et de la hanche sont les plus faciles à observer. Elles ont une valeur de démonstration *par principe.* Entre celles-là et les délicates articulations du poignet, il n'y a que des distinctions du petit au grand : *les principes ne changent pas.*

Observation (Teissier). — Un homme de 60 ans entre, en avril 1838, à l'Hôtel-Dieu de Lyon, pour une fracture oblique du fémur, située à la moitié environ du corps de cet os. On place le membre dans l'appareil de Boyer et on le soumet à l'extension permanente. Le même traitement est continué pendant trois mois, sans permettre au malade d'exécuter le moindre mouvement et, cependant, sans obtenir la moindre consolidation. Au bout de ce temps, le malade débilité, soit par le séjour au lit, soit par l'air vicié de l'hôpital, perd l'appétit, contracte la diarrhée et succombe, sans avoir éprouvé de douleurs dans les articulations du membre fracturé.

Autopsie. Les fragments du fémur sont mousses et arrondis ; ils ne présentent pas la moindre trace d'agglutination. Un faisceau de fibres musculaires sépare les deux bouts osseux. Les parties molles sont infiltrées de sang noir dans une grande étendue, mais ne présentent aucun signe d'inflammation. Le genou correspondant, resté immobile pendant trois mois, contenait une grande quantité de sang épanché; le cartilage de la fossette articulaire interne du tibia présentait en arrière une perte de substance à peu près circulaire, ayant un centimètre de diamètre, n'affectant que la moitié de l'épaisseur du cartilage du côté libre. Le fond était inégal et comme chagriné; la circonférence était injectée à quelques lignes de distance. La portion du cartilage du condyle interne du fémur, contiguë à l'érosion du tibia, était perforée dans toute son épaisseur par une perte de substance semblable par son aspect et par ses dimensions. Le cartilage de la fossette articulaire externe du tibia était ulcéré en arrière, dans un espace irrégulier, ayant environ deux centimètres de longueur. La perte de substance était peu profonde, le fond était inégal ; le tissu du cartilage qui supportait cette érosion était évidemment ramolli et tuméfié ; tout autour d'elle, le cartilage présentait une injection d'un rouge vif uniforme. On observait une rougeur semblable sur le cartilage du condyle externe du fémur ; dans toute l'étendue correspondante à cette dernière perte de substance. Les cartilages malades se détachaient des os avec la plus grande facilité, mais le fémur n'avait subi aucune altération.

L'articulation tibio-tarsienne, malgré son éloignement de la fracture, présentait aussi un épanchement de sang, une teinte jaunâtre des cartilages, qui étaient aussi dépolis, et une injection avec tuméfaction de la synoviale, qui forme un repli entre le tibia et le péroné.

Observation (Martin). — Une femme d'environ 78 ans, d'une constitution altérée, soit par le grand âge, soit par d'anciennes souffrances et la misère, fut retenue au lit pendant 68 jours pour une fracture intra-capsulaire du col du fémur. Elle fut placée dans l'appareil de Desault ; et, au bout de plus de deux mois d'immobilité passagèrement interrompue par l'indocilité de la malade, au moment où la formation du cal permettait au chirurgien de suspendre l'extension, trop fatigante pour cette femme, elle a été enlevée par une bronchite intense, liée à une constitution catarrhale qui a régné épidémiquement à Lyon pendant l'hiver de 1840.

Autopsie. Les mouvements de flexion du genou sont presque nuls et paraissent empêchés par l'*engorgement des ligaments latéraux, perdus au milieu d'un tissu cellulaire infiltré de sérosité et devenu compact.*

A l'intérieur de l'articulation, on trouve un épanchement de sang un peu séreux, s'élevant à environ 30 grammes. La portion de synoviale, qui recouvre l'échancrure intercondylienne, est très épaissie, boursouflée et comme ecchymosée. Celle qui tapisse les ligaments croisés est également infiltrée de sang. Une arborisation vasculaire, entremêlée de macules ou taches d'ecchymose, se dessine sur la moitié interne du condyle externe du fémur, dont le cartilage est dépoli sur plusieurs points. Le cartilage du condyle externe est également dépoli en partie et généralement rempli, ainsi que toute la croûte cartilagineuse des surfaces articulaires de la rotule et du tibia, qui ont pris une teinte jaune très prononcée. Les ménisques sont infiltrés de sang. Les paquets cellulo-adipeux, qui garnissent et soutiennent la face postérieure du ligament rotulien, sont engorgés et terminés par un repli de franges sanguinolentes, qui pénètre dans l'interligne articulaire fémoro-tibial. Le cartilage de la rotule est en grande partie absorbé et considérablement ramolli, dans ce qui survit à sa destruction. La diffusion sanguine se montre par plaques sur les parties du cartilage conservé. Les os ne présentent aucune trace d'inflammation.

Observation (Teissier). — Élisabeth B..., âgée de 72 ans, entre à l'Hôtel-Dieu de Lyon, salle Sainte-Marthe, en juillet 1839, pour une fracture du col du fémur, qu'elle s'est faite en tombant de sa hauteur sur le grand trochanter. On place le membre fracturé dans l'extension, on le maintient dans cette position à l'aide d'un appareil compressif et immobilisateur. Après sept ou huit semaines de traitement infructueux, comme la malade souffrait beaucoup, on fut obligé d'enlever l'appareil et d'abandonner la fracture aux seuls efforts de la nature et du repos. Cette femme ne se releva plus; et, après cinq mois de séjour au lit, elle s'éteignit, sans avoir présenté d'autres symptômes qu'une prostration extrême.

Autopsie. L'articulation de la hanche du membre fracturé est saine; un épanchement de sérosité sanguinolente distend le genou; les cartilages sont jaunes et rugueux dans beaucoup de points et érodés dans celles de leurs parties qui sont naturellement en contact dans l'extension.

L'articulation du pied, examinée avec soin, présente les mêmes lésions, mais à un degré moins prononcé.

Observation (Teissier). — Pierre M..., âgé de 65 ans, d'une constitution assez bonne d'ailleurs, entre à l'Hôtel-Dieu de Lyon, en novembre 1840, pour une fracture intra-capsulaire du col du fémur, qu'il s'était faite en glissant sur le bord d'un trottoir. Ce malade reste six mois en appareil, sans qu'on ait pu obtenir la consolidation de la fracture. Au bout de ce temps, il contracte une diarrhée très intense qui le jette dans un état de faiblesse extrême, et il meurt peu de jours après.

Autopsie. On trouve l'absorption complète du col du fémur du membre fracturé et l'absence de toute consolidation. Les extrémités osseuses du genou sont infiltrées de sang.

L'articulation fémoro-tibiale contient une grande quantité de caillots sanguins, noirs, très mous, non fibrineux. On trouve aussi du sang épanché dans le tissu cellulaire sous-synovial et même entre les cartilages articulaires et les os qu'ils recouvrent; en sorte que ceux-ci sont dénudés avec la plus grande facilité. Quant à l'articulation de la hanche, bien qu'il s'agît d'une fracture intracapsulaire, elle ne présentait aucune lésion.

« On le voit, ajoute Am. Bonnet, dans tous ces cas, les altérations produites par l'immobilité ne se sont pas bornées aux articulations voisines de la fracture; elles se sont étendues à presque toutes celles du membre immobilisé. On a vu des fractures de cuisse où l'ulcération des cartilages, la rougeur des synoviales et les épanchements de sang liquide se sont montrés jusque dans l'articulation du pied, *et même dans celles des petits os du tarse et des phalanges.* »

Ces faits ne doivent pas être perdus de vue pour démontrer quelles sont, sur les jointures, les conséquences graves d'une immobilité trop prolongée.

Am. Bonnet a signalé l'ankylose parmi ces conséquences; il renvoie cette question à l'article de l'ankylose en général, où l'on trouve tout ce qui est relatif à l'influence de l'immobilité sur la production de cette infirmité.

La durée de l'immobilisation influe plus que toute autre circonstance sur la production des effets décrits; mais, toutes choses égales sous ce rapport, les conditions les plus favorables au développement des lésions qu'elle entraîne, sont :

a) *L'âge avancé des malades :* chez les vieillards, les articulations s'altèrent beaucoup plus rapidement à la suite de l'immobilité que chez les jeunes sujets.

b) *Le repos de la totalité du corps.* Si le malade reste couché pendant longtemps, les lésions articulaires sont plus graves. C'est à cette circonstance que l'on doit attribuer l'intensité beaucoup plus grande des lésions produites par l'immobilité dans les membres inférieurs que dans les membres supérieurs et dans les articulations temporo-maxillaires.

c) Enfin, *toutes les causes qui peuvent affaiblir* d'une manière sensible *la constitution* et rendre le sang moins plastique, comme l'onanisme, l'habitation dans un air malsain, une mauvaise alimentation, la syphilis, le scorbut, l'administration longtemps continuée des préparations mercurielles (Am. Bonnet).

Si l'on cherche à réduire à leurs éléments les altérations que l'immobilité produit dans les jointures, on trouve certaines lésions qui ont un caractère inflammatoire; tels sont : le développement des vaisseaux rouges des membranes synoviales et les sécrétions de lymphe plastique, qu'on observe quelquefois dans cette cavité; des épanchements et des infiltrations d'un sang séreux, semblables à celles qui sont propres aux affections scorbutiques; des ramollissements, des rougeurs, des ulcérations des cartilages, qui ont un caractère particulier, comme toutes celles qui sont propres à ce tissu. Am. Bonnet croit qu'il est impossible, dans l'état actuel de la science (1845), d'expliquer ces lésions si diverses et que les théories ne peuvent pas plus en rendre compte qu'elles ne permettaient de les prévoir avant qu'elles eussent été reconnues par l'observation.

Cependant Am. Bonnet examine la valeur des diverses opinions qui ont été émises ou qu'on pourrait émettre sur le mode de production des effets de l'immobilité dans les articulations.

On peut supposer que les altérations attribuées à l'immobilité sont le résultat de l'inflammation et que celle-ci provient de l'extension des phénomènes inflammatoires qui se sont manifestés dans la fracture qui a nécessité l'immobilité. Cette opinion suppose d'abord que les altérations décrites ne s'observent que dans les cas où les membres ont été immobilisés pour obtenir la consolidation d'une solution de continuité des os; mais cette supposition est démentie par les faits, car les altérations décrites dans le mémoire de Teissier et dans les écrits d'Am. Bonnet ont été observées également chez les paralytiques.

Si les altérations des cartilages et les ankyloses, qui se manifestent dans les articulations d'un membre fracturé, sont le résultat d'une inflammation qui a son point de départ dans la fracture et qui se propage le long des bouts osseux, ces altérations ne devraient exister que dans les jointures auxquelles concourt l'os fracturé. Or, Teissier et Am. Bonnet ont montré qu'elles se rencontrent dans les articulations les plus éloignées de la fracture, par exemple dans celles du cou-de-pied, du tarse, du métatarse et même des phalanges, quand la solution de continuité existe à la cuisse. Quand la fracture siège au col du fémur, on ne trouve ordinairement que des lésions minimes dans la hanche; tandis que dans le genou et même dans le pied, se rencontrent les altérations les plus graves. Ce résultat s'explique tout naturellement par cette circonstance qu'il est très difficile d'assujettir à l'immobilité les articulations coxo-fémorales, tandis qu'il est facile d'empêcher le genou et le pied d'exécuter le moindre mouvement.

Du reste, les altérations produites par l'immobilité ne sont pas franchement inflammatoires; les épanchements de sang liquide, que l'on trouve dans les synoviales et dans les tissus environnants, ont une analogie frappante avec ceux que l'on rencontre dans les affections scorbutiques.

J.-L. Petit a expliqué de la manière suivante les altérations que l'immobilité produit dans les articulations : " L'âcreté de la synovie augmente par son repos dans la jointure. Un premier degré d'âcreté rend la synovie moins onctueuse; alors les os ne peuvent glisser facilement; ils frottent durement les uns contre les autres. Si l'âcreté augmente, la surface corrodée par l'âcre devient inégale et raboteuse; l'action de l'âcre irrite les ligaments et leur cause une phlogose. Ainsi, toute l'articulation s'enflamme et l'âcre fermente avec les sucs nourriciers, et bientôt, les os se cariant et les ligaments suppurant, il se forme une ankylose des plus formidables. „ L'explication de J.-L. Petit repose sur une supposition toute gratuite, savoir que la synovie prend une certaine âcreté dans les articulations rendues longtemps immobiles; mais, cette supposition fût-elle vraie, les altérations que présentent les jointures longtemps immobilisées devraient avoir le caractère inflammatoire, ainsi que J.-L. Petit l'a très bien compris, et Am. Bonnet enseigne que ce caractère n'est pas exclusivement celui des lésions que produit l'immobilité.

J. Guérin, dans son travail *Sur l'intervention de la pression atmosphérique dans le mécanisme des exhalations séreuses*, donne une explication ingénieuse des accidents qui arrivent à la suite de l'immobilité des articulations. Il établit que, dans certains mouvements, il se produit au sein des jointures une tendance au vide, d'où résulte une succion sur leurs parois internes qui provoque l'exhalation des fluides, et que, pendant l'immobilité, il y a équilibre entre la pression extérieure et la pression intérieure, et, par conséquent, absence de succion et suppression de la synovie. Il pense que, lorsque, par suite du repos, l'exhalation synoviale est entravée, les fluides stagnent dans les vaisseaux, les engorgent et peuvent amener des accidents assez graves, l'ankylose, par exemple.

Cette explication suppose que la synovie est diminuée. Loin de là, on a vu que les sécrétions séreuses qui se font dans les synoviales sont rendues plus considérables par l'immobilité; du reste, les explications dans lesquelles on ne tient compte que des causes qui influent sur l'abondance plus ou moins grande des sécrétions, sont insuffisantes, elles ne sauraient rendre compte des changements de nature qu'éprouvent ces sécrétions; et, surtout, elles ne jettent aucune lumière sur les altérations des cartilages, partie la plus difficile à comprendre entre les effets que produit l'immobilité (33).

Quand on remonte aux documents originaux, on bénéficie d'une saine curiosité avec le profit d'une grande leçon (34). A ce titre, on n'apprécie plus la sérénité de la discussion soutenue par Amédée Bonnet à l'Académie des Sciences. Il avait dit sa méthode du redressement dans le traitement des tumeurs blanches : " ... De la sorte on agit simultanément sur tous les éléments du mal; sur les difformités, par le redressement immédiat..., sur les douleurs de l'inflammation, par l'immobilité, et enfin, sur la santé générale, par le rétablissement de la marche et de la promenade au grand air.

„ Cette médication complexe cause nécessairement quelques dépenses; dans la pratique, elle suppose le concours d'artistes habiles, comme celui que j'ai trouvé en M. Blanc, mécanicien-orthopédiste à Lyon, enfin, *elle exige beaucoup de temps et beaucoup de soins.*

„ Mais elle conduit à un but d'une haute importance, comme il me serait aisé de le prouver par l'analyse des observations que

les bornes naturelles de ce travail m'empêchent seules de produire... Je n'ignore pas, du reste, ajoute Amédée Bonnet, que les
mémoires ne suffiront pas pour démontrer que mes assertions
n'ont rien d'exagéré. On ne peut convaincre que ceux qui voient
et qui, ayant imité, ont réussi à leur tour. Cette conviction, née
d'une observation impartiale, je l'ai communiquée à plusieurs de
mes confrères (... M. Philipeaux... M. Valette...). Je fais des vœux
pour que l'exemple... soit imité.

„ Et, à ce sujet, je ne peux m'empêcher d'exprimer le désir
que, parmi les médecins qui complètent leurs études, il y en ait
qui veuillent bien suivre, dans les hôpitaux de Lyon, l'ensemble
de notre pratique sur le traitement des maladies articulaires. Ce
n'est pas une visite d'un jour ou deux que nous leur demanderions ;
car cette observation superficielle ne porterait pas plus la lumière
et la conviction dans leur esprit, que ne peuvent le faire des indications rapides... ; il faudrait un séjour de plusieurs mois pour
apprécier l'ensemble des procédés et en constater les résultats.

„ Je serais heureux si le mémoire, que j'ai l'honneur de lire,
pouvait provoquer cette vérification. Fait avec l'attention nécessaire, un tel contrôle contribuerait, sans doute, à répandre des
méthodes... dont la diffusion rendrait à une multitude d'estropiés
des membres solides et éviterait à d'autres de dangereuses et
funestes mutilations (pp. 23, 24 et 25). „

A défaut d'autres moyens de démonstration, Am. Bonnet a
présenté à l'Académie des Sciences des photographies et des
moules en plâtre (35).

Amédée Bonnet ne pouvait pas faire prévaloir ses doctrines ; il
avait affaire à forte partie... A Paris, les controverses prenaient
parfois le ton des polémiques, et le caractère du chirurgien lyonnais n'était pas pour la riposte. Il se bornait à rendre témoignage
de ce qui est vrai.

VI

Entre les partisans et les adversaires de la mobilisation, la
distance était si grande, que le massage était honni ou préconisé
par une question préalable (36) : celle du mouvement, conseillé

par les uns, prohibé par les autres — et, de part et d'autre, en des termes absolus.

P.-N. Gerdy (37) l'a écrit : " Les fractures consolidées, on doit d'abord s'en assurer en cherchant, doucement d'abord, plus fortement ensuite, à plier le cal et à lui imprimer des mouvements avec les mains appliquées immédiatement l'une au-dessus et l'autre en dessous. Si l'on acquiert, par ces manœuvres graduées avec prudence, la certitude de la fermeté du cal, ce n'est pas une raison pour autoriser le convalescent à faire immédiatement usage de son membre ; on doit, au contraire, l'en détourner, parce que la solidité du cal pourrait être insuffisante. Il faut le soutenir encore avec un bandage, car on a vu des fractures se reproduire des mois, des années après (38). „

Gerdy paraît avoir une sorte de phobie de tout ce qui ne fixe pas la fracture en une immobilisation figée. Comme tous les systématiques, d'autres disent dogmatiques, il s'efforce de s'en justifier par une théorie (39).

Cependant, Gerdy n'ignorait pas les arthropathies juxta-fracturales ; mais il commettait l'erreur de les attribuer à l'action chirurgicale. " Les jointures les plus voisines de la fracture sont ordinairement affectées d'une rigidité plus ou moins considérable, écrit-il, surtout celles qu'on a violentées par les extensions et la compression de la réduction et de l'extension, ou simplement tenues dans une immobilité prolongée. Teissier, de Lyon (40), a vu quelquefois ces rigidités coïncider avec des lésions articulaires graves... Jusqu'à quel point les lésions observées par Teissier sont-elles fréquentes ? Quelles en sont précisément les causes ? On ne le sait pas (41).

„ Les raideurs disparaissent surtout par l'exercice habituel et forcé de la nature ; mais les malades s'y prêtent souvent difficilement, parce que ces exercices sont très douloureux (42). „

Le problème chirurgical est éludé, quand on met en cause la pusillanimité des malades ; ce n'est pas un argument, pour qu'il devienne jamais résolu.

C'est encore à côté de la question que porte l'argumentation, lorsque Gerdy tient compte du bon vouloir d'Amédée Bonnet. Nous ne pouvons guère connaître, écrit le chirurgien parisien, que d'une manière vague les effets nuisibles des mouvements du corps et de quelques-uns de ceux des membres supérieurs. Amédée Bonnet, de Lyon, a cherché, par des expériences cadavériques, à donner des connaissances plus précises à cet égard. On ne peut que le féliciter de ses efforts. S'il n'a pas réussi, il est du moins certain qu'il a rendu plus évidente l'influence nuisible des mouvements qui nous occupent, " *surtout pour les chirurgiens qui observent peu et réfléchissent encore moins (43)* „.

Aussi ses expériences ont-elles eu une utilité réelle ; elles donnent plus d'autorité au précepte de l'immobilité complète dans les fractures très mobiles... " On ne doit jamais abandonner un membre fracturé à lui-même. On doit toujours le fixer d'une manière plus ou moins étroite. „ C'est tout Gerdy (44) !

Il connaissait les arthropathies juxta-fracturales, et il redoutait l'ankylose ; mais, pour le choix des moyens, il a son argument contre le massage et il le dit à propos des arthrites : " Il ne faut pas rejeter les cataplasmes émollients et chauds, les narcotiques, les antiphlogistiques, lorsqu'il y a inflammation et fièvre. Ces principes généraux sont fondés sur des masses de succès dans les arthrites et dans toutes les inflammations supérieures. Ces derniers succès sont, par conséquent, bien supérieurs à ceux invoqués en faveur du massage, et surtout, ils sont bien plus rationnels. Il est vrai qu'on guérit souvent des douleurs par la douleur physique ; mais ce sont surtout les douleurs nerveuses (45). „

Dans l'enseignement de Gerdy, le massage était donc dédaigné ; il n'avait pas la sanction des " masses de succès „ ; on doutait même qu'il pût être rationnel.

C'était le temps où un chirurgien aurait cru manquer à sa dignité, s'il s'était abaissé à pratiquer lui-même un vrai massage... Cependant, les observations s'accumulaient ; on connaissait les mauvais résultats ; on appréciait même leurs causes ; mais on n'allait pas jusqu'au bout : on ne faisait la part, ni du massage, ni de la mobilisation.

Joseph-François Malgaigne a sa grande part dans l'histoire du traitement des fractures en général, et plus spécialement dans celle du traitement des fractures du poignet ; elle n'est pas banale. M. S. Jaccoud l'a rappelé à l'Académie de médecine de Paris, le 14 décembre 1903. L'homme de caractère était le même partout : " Ses affirmations subversives, touchant l'étranglement et l'inflammation herniaires, ont suscité de violentes critiques ; elles étaient, en effet, trop absolues, l'observation l'a prouvé, mais elles ne péchaient que par excès, le novateur avait frappé trop fort. Doit-on lui en faire un reproche ? J'hésite à le croire : lorsque des idées nouvelles joignent à l'intérêt de la nouveauté, le redressement d'erreurs enracinées, il faut frapper fort, très fort ; mieux vaut trop que pas assez, tant est grande la résistance de la routine.

„ Une preuve : Dupuytren n'avait pas manqué de combattre l'opinion courante sur la fréquence des luxations du poignet ; mais il n'avait pas su frapper assez fort ; et l'erreur persistait. Malgaigne attaque la question avec les armes qu'il a créées ; et d'emblée il atteint le but : l'erreur tombe à terre ; il a prouvé qu'il n'existe que trois observations de cette luxation, lesquelles encore sont contestables.

„ Avec les mêmes moyens, il dissipe les incertitudes et les confusions qui obscurcissaient d'autres questions de pathologie (46). „

Parmi les nombreux écrits de Malgaigne, il convient de relire plusieurs passages. Leur date est devenue lointaine ; il n'en sortira plus de querelle.

J.-F. Malgaigne, en 1847, a fait ressortir le danger de l'immobilité trop prolongée pendant le traitement des fractures, en analysant le mémoire de Teissier. On en trouve la citation dans la thèse de M. J. Estradère : " Qu'on ne maintienne pas le membre dans une dangereuse immobilité, passé le temps strictement nécessaire ?... „ Comme d'autres, il simplifie trop. Le texte de Malgaigne est bien plus explicite. On le trouve vers la fin de sa *Théorie des ankyloses consécutives aux fractures* (47).

Après avoir dit son embarras pour choisir une position à donner au membre, il signale les inconvénients de la flexion et ceux de l'extension : " ... et le chirurgien, environné d'écueils, ne semble éviter l'un que pour se heurter à l'autre. Qu'on se souvienne donc *(sic)* de cette notion si importante, pour mener à bien le traitement des fractures : que la position, quelle qu'elle soit, ne produit ses effets fâcheux que lorsqu'on y joint le repos trop prolongé (48) ; et qu'on ne maintienne pas le membre dans une dangereuse immobilité, passé le temps strictement nécessaire (49). „

J. F. Malgaigne avait une excellente raison pour connaître les écueils. La chirurgie des membres en est environnée ; et le célèbre critique a eu, comme tant d'autres, la déception de s'y heurter. Il le disait à sa manière au cours de ses leçons (50).

A propos des raideurs articulaires, il enseigne : " Si la pression n'est pas douloureuse, passez aux mouvements ; c'est le meilleur moyen de calmer les douleurs des muscles et de leur rendre leur contractilité... C'est un précieux moyen de faire des guérisons (51).

„ Vous pouvez comprendre comment des mouvements exécutés après une simple raideur ont pu opérer ces cures merveilleuses, dont les gens du monde ne vous épargneront pas l'histoire ; elles ont été le plus souvent opérées par des personnes entièrement étrangères à l'art de guérir. Les dames blanches, les rebouteurs (52), les équarrisseurs, etc. ont, en effet, la spécialité de traiter toutes les affections des jointures. Ils ont opéré des miracles que je ne nie pas, seulement ces brillants succès mettent tellement dans l'ombre les revers, qu'il n'en est même pas question ! A quoi bon parler des morts ? Il n'en reste pas moins avéré que, lorsqu'on conduit à de pareilles mains des malades — ridiculement abandonnés ou négligés par les médecins — ces gens-là remuent leurs jointures avec assurance et force, guérissent quelquefois, et, quand le hasard leur apporte un cas favorable, vous frappent d'étonnement ; ils doivent véritablement s'étonner eux-mêmes... (53).

„ Je suis bien aise d'ajouter, messieurs, que, moi aussi, j'ai fait de ces miracles (54). J'étais, il y a quinze ans, à l'hôpital Saint-Louis ; mon collègue Jobert de Lamballe me laissa son service pour quelques jours. Entre autres malades, les internes attirèrent mon attention sur un homme déjà âgé, dont le genou leur paraissait sain et qui, cependant, ne pouvait marcher. Les mouvements étaient libres dans une certaine étendue, mais au delà, douloureux ou impossibles. Je me mets à la recherche d'une lésion qui puisse m'expliquer cet état bizarre, je me demande s'il n'y a pas luxation des fibro-cartilages interarticulaires, mais ils sont à leur place ; un corps étranger, je le cherche dans tous les coins de la jointure ; et enfin, voulant le mieux chercher encore, je saisis le membre et le fléchis avec violence, non sans produire une douleur excessive (55).

„ Celle-ci, une fois calmée, je mets mon malade debout pour continuer mon examen ; mais le malade se sent tout soulagé, il lui semble qu'il marcherait. Il marche, en effet, à notre grande stupéfaction! C'était, sans doute, une raideur articulaire. Et je me mis à chercher l'occasion de renouveler à aussi peu de frais une cure aussi merveilleuse (56).

„ Je fus admirablement servi par le hasard. Pendant plusieurs jours, à la consultation, je pus successivement renvoyer guéris, marchant sans appui, des gens qui y étaient venus avec des béquilles. J'avais, comme vous le voyez, des succès à faire pâlir les dames blanches; mais cela ne dura que quelque temps!

„ J'eus un beau jour affaire à une raideur articulaire ayant succédé à une arthrite; elle était encore douloureuse. Je commençais à croire si fermement à ma puissance, que je ne m'arrêtai pas pour si peu; je fis des mouvements; mais ce fut en vain que j'attendis que les douleurs provoquées par l'opération diminuassent. Elles s'exaspérèrent; et il me fallut soigner cet homme d'une violente arthrite que je lui avais donnée... et qui guérit d'ailleurs (57).

„ Ceci m'apprit qu'il pouvait être dangereux de pratiquer quand même les grands mouvements. M'étant mis à étudier la question (58), j'ai appris ce que je vous enseigne aujourd'hui. Nous pouvons le résumer. Lorsqu'il s'agit de rendre les mouvements, on peut les faire exécuter dans toute leur étendue et guérir en une seule ou un petit nombre de séances, ce pourquoi, le plus ordinairement, les machines sont inutiles. On peut n'exécuter que lentement les mouvements, graduellement et sûrement, ce pourquoi les machines sont indispensables, attendu qu'elles disposent à la fois d'une très grande force et d'une extrême précision.

„ Au bout d'un mois, six semaines, lorsqu'il n'y a eu que raideur par immobilité, sur le genou ou l'épaule, vous pouvez agir de la première façon. Plus tard, surtout lorsqu'il y a eu arthrite, vous devez vous en tenir seulement aux secondes indications. Enfin, quand la douleur persiste encore aux points d'élection, vous devez attendre qu'elle soit dissipée; et, pour hâter ce résultat, le meilleur moyen est d'assurer la bonne position et l'immobilité de la jointure.

„ Mais il est un précepte que je dois vous rappeler à propos de ces grands mouvements qui guérissent si bien dans les cas favorables; c'est qu'il faut, pour guérir radicalement, que les mouvements que vous imprimez soient conduits à leur dernière limite.

J'avais traité un de mes amis d'une hydarthrose aiguë ; je lui fis faire des mouvements ; le jeu de l'articulation se rétablit, et je le déclarai guéri ; cependant il boitait encore et revint me trouver au bout de quelques jours ; le genou était sain, la flexion étendue, mais incomplète ; je la fis complète jusqu'à amener le talon à la rencontre de la fesse : à l'instant même la claudication disparut et mon ami resta guéri.

„ Je ne vous donnerai pas l'explication de semblables faits : elle m'est entièrement inconnue ; mais, quelle qu'elle soit, le fait reste avec toute sa signification pratique et j'y attire votre attention en terminant cette leçon (59). „

L'enseignement de Sir James Paget sur les pratiques des rebouteurs est plus récent ; il n'a rien emprunté du ton de la plaisanterie.

Il dit nettement dans sa clinique à *King's College hospital* de Londres : " Vous pouvez voir que les cas que les rebouteurs peuvent guérir sont *nombreux*.

„ Je pense qu'il est très probable que ceux dans lesquels ils sont nuisibles le sont davantage ; mais *les leçons que vous pouvez tirer de leur pratique* sont claires et utiles.

„ Beaucoup plus de cas de jointures lésées — que l'on ne croit communément être curables ainsi — peuvent être traitées avec succès par les mouvements violents, extension, flexion ou rotation. Je me suis efforcé de vous montrer quels sont *les cas que l'on peut ainsi guérir*.

„ *Soyez sur vos gardes à leur sujet*. Mais souvenez-vous toujours que ce qui peut être traité par la violence, peut être traité plus sûrement et avec autant de succès par une douceur relative ; et que, dans certains cas, vous pouvez très avantageusement employer le chloroforme ou l'éther.

„ Et rappelez-vous aussi qu'aucun degré de violence, ni même des mouvements ou des exercices comme ceux que je vous ai conseillés ne peuvent être en général sûrs dans le traitement des lésions articulaires, si ce n'est quand ils sont *dirigés par un discernement éclairé des cas appropriés*.

„ *Apprenez* alors à imiter ce qui est bon et à éviter ce qui est mauvais dans la pratique des rebouteurs.

„ Et, si vous voulez observer davantage encore la devise, *fas est ab hoste doceri* — qui n'est dans aucune profession plus sage que dans la nôtre — *apprenez* ensuite ce que vous pourrez de la pratique des frotteurs et des mouleurs; car ceux-ci connaissent aussi beaucoup de trucs adroits; et, s'ils avaient seulement des cerveaux instruits pour guider leurs mains vigoureuses et souples, ils seraient d'excellents traiteurs de mauvaises jointures et de beaucoup d'autres gênes de la locomotion. „

Les rebouteurs osent; et ils tracturent quelquefois les ankyloses, non pas au niveau de l'articulation primitive, mais à côté; il s'y fait une pseudarthrose; l'opéré en tire parti; il s'en trouve même amélioré.

En 1844, Édouard Lacroix en a donné une interprétation scientifique, en décrivant les ankyloses devenues anciennes: "...Une fois réunis par l'ankylose, les deux os n'en forment plus qu'un; et comme tels le côté de la concavité correspond à la portion la plus épaisse... Plus les os agissent par un bras de levier considérable, plus augmente aussi la densité des os et l'étendue de la soudure des os dans le sens de la flexion, au point de faire croire à une déformation rachitique dans ce sens. L'on en voit plusieurs exemples au musée Dupuytren dans le cas d'ankylose des articulations huméro-cubitale, coxo-fémorale et fémoro-tibiale. Tous les efforts que la nature fait pour solidifier ces organes, font que, s'il survient des fractures, elles n'ont pas lieu au niveau des articulations soudées, mais au-dessus et au-dessous; et des pseudarthroses y succèdent. Dans ces cas particuliers, les accidents mettent les malades dans des conditions plus favorables, puisqu'ils recouvrent des mouvements qu'ils avaient entièrement perdus. Il en existe deux exemples au musée Dupuytren : l'un consiste en une fracture, avec fausse articulation sur un col du fémur, dont la tête est ankylosée; l'autre est une fracture du fémur avec fausse articulation au-dessus des condyles, lesquels condyles fémoraux sont unis avec le tibia (60). „

Malgaigne ne le dit cependant pas dans la leçon qui vient d'être citée.

La leçon suivante est encore consacrée à la mobilisation des arthropathies. Malgaigne s'en montre tellement partisan, que le principe n'est même plus douteux ; ce sont les modes de réalisation qui seuls sont exposés comparativement (61).

C'est la contre-partie du système d'immobilisation, qui fixe le membre toujours et d'une façon plus ou moins stricte. " La raideur des articulations est une des conséquences les plus fâcheuses et à la fois les plus générales du traitement ordinaire des fractures. „

On ne peut donc pas dire que Malgaigne ne fît pas la *mobilisation*. Sa pratique est du même genre à propos du *massage*, avec cette différence toutefois qu'il en abandonnait dédaigneusement le soin à quelque personnalité très accessoire, qu'il ne désigne même pas, et qu'il en reléguait l'usage au temps de la convalescence des fractures.

Le poignet et l'avant-bras ne paraissent guère le préoccuper. C'est à propos de la jambe qu'il s'en explique : " La première fois que le blessé quittera le lit, il faut s'attendre à avoir à combattre au moins l'un des phénomènes suivants : la rougeur de la jambe ou un gonflement œdémateux et une méfiance singulière du blessé dans la solidité de son membre.

„ La rougeur de la jambe : les frictions avec la main, l'exercice fréquemment répété, le repos horizontal dès que la rougeur devient trop intense, et enfin, au besoin, un bandage roulé, qui comprime modérément le pied et la jambe, dissipent généralement cet accident en peu de jours.

„ L'œdème (62) semble produit par la même cause; et cependant, quelquefois, il apparaît sans la rougeur. Le traitement est le même; seulement, le bandage compressif est indispensable les premiers jours. On y ajoute des frictions avec l'eau de vie camphrée, le vin aromatique, etc... D'après mon expérience, continue Malgaigne, les frictions sèches ont tout autant d'efficacité; mais je me suis convaincu aussi que les frictions sèches paraissent trop simples aux malades et sont fort rarement pratiquées; j'ai donc soin de prescrire un liquide pharmaceutique quelconque, dans l'unique but de m'assurer qu'on fera des frictions.

„ L'excessive timidité des malades... tient quelquefois à des causes purement matérielles, telles que la faiblesse et l'atrophie des muscles, la raideur des jointures et enfin, une douleur réelle avec un sentiment de faiblesse (63). „

Cependant Malgaigne a rencontré de déplorables infirmités de la main, consécutivement à des fractures] encore plus éloignées que celles du poignet et de l'avant-bras.

Observation (Malgaigne; I, 296). — " Un colon de la Havane avait eu une fracture du col huméral. Pendant tout le traitement on lui avait appliqué la main étendue sur la poitrine. Lorsqu'on ôta l'appareil, les doigts étaient raides et incapables de toute flexion. On le leurra de l'espoir que le temps lui en rendrait l'usage; et plusieurs mois s'étant écoulés sans succès, on lui conseilla les eaux de Barèges.

„ Il vint donc en France et me consulta en passant à Paris. Déjà sept à huit mois s'étaient écoulés depuis son accident; je jugeai qu'il n'y avait pas de temps à perdre, et l'engageai fortement à rester à Paris. Mais d'autres motifs encore l'attiraient aux Pyrénées. Il y perdit trois ou quatre mois, revint dans le même état apparent, mais en réalité avec une raideur accrue en raison de son ancienneté.

„ J'essayai alors vainement de tous les moyens, cataplasmes, frictions, onctions huileuses, pour favoriser les mouvements que je tentais chaque jour. Les mouvements légers n'avançaient à rien. Les mouvements un peu forts amenaient du gonflement et de la douleur, et nous obligeaient à faire halte.

„ Enfin, après un mois entier d'essais et de souffrances, le malade, bien que ferme et courageux, ne voulut pas pousser plus loin. Il préféra conserver sa main estropiée que de subir les cruelles douleurs d'un traitement dont je ne pouvais même lui garantir l'issue. „

Cette déception et beaucoup d'autres sont de nature à préoccuper un esprit comme celui de Malgaigne. Il le montre bien à propos des fractures de l'extrémité inférieure du radius : " Quel que soit l'appareil auquel on ait recours, il importe de se tenir en garde contre la raideur du poignet et des doigts, qui suit très souvent cette fracture... „ Mais il ne signale ni le massage, ni même les frictions (64).

M. J. Estradère, en 1863, signale à son tour (p. 443) " les conséquences ennuyeuses, sinon dangereuses, du repos trop prolongé „. Et il conclut que, " par le massage, toutes les fonctions du membre fracturé recevront une stimulation nouvelle „. Il ajoute même que la " vitalité de l'os „ devenue meilleure, aboutira à faire un cal plus rapide et plus solide (65).

Ce n'est pas exagéré; et on a pu trouver ailleurs la confirmation de cette opinion, dans le traitement des fractures mal consolidées par les attelles en bois chantourné. Ceux qui se préservent de la simplification outrée dans les formules toutes faites ont bien apprécié la valeur du massage à côté d'une immobilisation discrète et localisée : cette valeur n'est nullement paradoxale (66).

Cette question du massage et de la mobilisation est partout d'importance; elle l'est tout spécialement pour le poignet; non seulement pour lui-même, mais aussi pour les doigts. Goyrand, d'Aix. l'a écrit : " Si le membre est retenu trop longtemps dans l'appareil, si l'on néglige d'imprimer des mouvements variés et étendus à toutes ses articulations, dès que l'état de la fracture le permettra, il pourra se faire une ankylose du poignet ou de quelques articulations de la main. „

Il a vu chez une vieille femme, qui a été dans ce cas, les deux articulations des phalanges du petit doigt perdre toute leur mobilité (67).

Ailleurs il prouve que la longue immobilité, à laquelle la main est quelquefois condamnée à la suite de cette fracture, peut être cause déterminante de la rétraction des doigts, occasionnée par les brides palmaires (68).

Dupuytren avait antérieurement fait publier une observation du même genre, recueillie par Michon (69).

Et les rédacteurs des leçons orales ajoutent cet adage plusieurs fois répété par Dupuytren : " La gravité des conséquences qui suivent la fracture de l'extrémité inférieure du radius méconnue doit donc engager les praticiens à en exécuter sur le champ la réduction. „ C'est par le massage que presque tous les chirurgiens commencent de nos jours leur traitement.

VII

M. J. Estradère s'intéresse bien (1863) aux fractures; mais il proteste qu'il ne s'agit pas des fractures elles-mêmes, " car le massage ne peut rien pour la soudure de l'os fracturé „. Il indique nettement que le massage " est très puissant contre l'atrophie musculaire, les contractures, les brides, les adhérences des tendons, les raideurs articulaires, les fausses ankyloses, l'épanouissement des synoviales „ (70).

A cette époque du renouveau du massage, c'était obtenir beaucoup que d'y intéresser les chirurgiens. Pendant la longue période de la convalescence après la consolidation l'action personnelle du chirurgien n'a plus à s'exercer; l'entourage n'est pas guidé; tout le monde s'en désintéresse : il n'y a donc pas de soins organisés! Dans un pareil délaissement, donner une indication évidente du massage, c'était rendre un incontestable service. C'était, en 1863, le maximum de ce qu'on pouvait faire entendre.

Il était prématuré de préconiser le massage le plus salutaire, celui des fractures récentes, qui complète l'exploration et contribue à la coaptation.

M. J. Estradère avait donc compris la valeur du massage pour restituer la nutrition du membre blessé, et même, par voie indirecte, son efficacité dans la réparation de l'os fracturé au moyen d'un cal solide et rapide. Mais, en 1863, comme toujours, il fallait compter avec l'opinion. C'est ainsi que M. Estradère commence par faire la concession aux usages de son temps : il restreint le massage à un traitement de convalescence; et il l'exprime avec la sincérité d'un praticien de bonne foi : " Une fois le cal formé et dès qu'on a attendu un temps suffisant pour ne pas craindre de le détruire par les manipulations qu'on doit faire en massant, on peut se livrer à quelques manipulations, douces d'abord, puis de plus en plus complètes et enfin arriver à tous les mouvements de la partie fracturée, avant de permettre au malade d'en exécuter à lui seul. Quelle heureuse influence ne pourra-t-on pas retirer d'un massage très sagement fait? Par lui toutes les fonctions du membre fracturé recevront une stimulation nouvelle; la vie végétative, se maintenant dans cette partie privée de son activité primitive et nécessaire à sa conservation, sera à l'abri des conséquences ennuyeuses, sinon dangereuses, du repos très prolongé. Je dis même plus, ajoute M. J. Estradère : l'activité des fonctions générales du membre excitera la vitalité de l'os; la régénération osseuse pourra en être influencée, et le cal se faire plus rapidement en même temps que plus solide (71). „

Vingt ans plus tard, un Suédois a réussi plus amplement à se faire lire en France et ailleurs. Le texte de M. G. Noström mérite d'autant mieux de prendre son rang parmi les documents qui se complètent les uns les autres (72).

En 1863, M. J. Estradère a exprimé le préjugé tant de fois renouvelé. " Autrefois, écrit-il, on se servait de la plupart des manipulations du massage pour réduire les fractures avec déplacements ; mais les moyens que l'on emploie aujourd'hui doivent, à juste titre, faire abandonner cette pratique. Elle pourrait être mise en usage pour réduire les luxations ; et plus d'un rebouteur lui doit les succès qu'il obtient (73). „

Qu'on soit de son temps, c'est commun ; mais qu'on méprise à ce point le temps passé, ce peut être excessif. Quand il s'agit de réduire un déplacement, il n'y a pas à refuser aux fractures ce qu'on accorde aux luxations. En principe, on doit opérer la réduction de tout ce qui est un déplacement, aussi bien de celui d'une fracture que de celui d'une luxation. En pratique, on ne peut abandonner aucun des moyens mis en usage pour réduire un déplacement. En toute justice, on doit même rechercher comme moyen de choix, telle ressource, à laquelle " plus d'un... doit les succès qu'il obtient „. On doit employer et non abandonner cette ressource, même quand les succès sont ceux de plus " d'un rebouteur „.

Le même auteur paraît d'ailleurs l'avoir compris. Dans sa thèse de doctorat, soutenue devant la faculté de médecine de Paris, il lui a bien fallu faire son sacrifice à l'état de l'opinion. Malgré la sourdine qu'il y apporte, il laisse mieux entendre son arrière-pensée dans le paragraphe suivant, qu'il met à l'abri sous le couvert d'Ambroise Paré :

" A. Paré recommande, dans les luxations, d'agiter la jointure de çà de là, non par violence, seulement afin de résoudre l'humeur épanchée et de mieux étendre les fibres des muscles et les ligaments. Je sais bien, ajoute M. Estradère, que les praticiens, après quelques tentatives de réduction des luxations, emploient aujourd'hui (1863) le chloroforme avec succès ; mais il me semble que la pratique des anciens, qui est venue se loger maintenant chez les rebouteurs, ne devrait pas être si complètement négligée. „

A le lire, ce n'est pas un reniement, c'est une simple négligence ; mais il donne tort aux praticiens, qui ont négligé " si complètement „ la manière des anciens. Ce que les praticiens ont négligé, les rebouteurs ne l'ont pas laissé perdre ; voilà comment " plus d'un rebouteur lui doit le succès qu'il obtient „ tandis que le préjugé ne fait que changer de ton, de forme et de personnification.

M. J. Estradère a donc voulu " donner aux praticiens... les moyens de faire pratiquer ou de pratiquer eux-mêmes les diverses manœuvres qui constituent l'art de masser „. Il désirait se rendre utile à ses confrères et à l'humanité. Dès le début de sa seconde édition, il le remarque : " Cet appel a eu un succès complet! „ (Paris, 1884, pp. 8 et 9.)

" De nombreux écrits ont paru dans toutes les nations. Je signale, ajoute M. J. Estradère, quelques auteurs : en France, Elleaume, Rizet, Quesnoy, Philippeau, Millet, Chancerel, Dally, Laisné, Jomard ; en Belgique, Van Lair, Fontaine, Nycander ; en Allemagne, Metzger, Ricking, Rosander, Ulrich, Berghmann, Gassner, Wagner, Eulemberg ; en Russie, Bergling, Klemm, Serbsky ; en Suède, Thure-Brand, Norström ; en Angleterre, Granville ; et en Amérique, Reeves, Jockson, Post, Graham, Béard, etc. Cet énoncé, bien réduit, prouve que le massage a pris le rang d'une médication importante, ayant ses lois précises et ses indications rationnelles. Les expériences qui viennent tous les jours confirmer les faits, " que j'avais relatés dans ma première édition „ en 1863, „ lui assurent les plus hauts titres de recommandation. Désormais (1884), sa place est assurée ; le massage va retrouver son antique faveur ; il reprendra auprès des praticiens la confiance qu'il mérite, et dans les ouvrages de thérapeutique le rang utile qu'il acquiert par ses glorieux succès. „ On excuse ce lyrisme de M. J. Estradère, lorsqu'on tient compte des difficultés auxquelles il s'est heurté. Le novateur ne pouvait l'emporter sur les erreurs de ses contemporains, qu'à la condition d'être lui-même profondément convaincu et même quelque peu inspiré par une sorte d'enthousiasme et de zèle.

Cette disposition d'esprit, qui semble contraire aux froides considérations scientifiques, se retrouve ailleurs, malgré la distance de Luchon à Stockholm.

" Le chapitre consacré aux fractures dans la première édition de cet ouvrage, en 1884, renfermait des nouvelles assez audacieuses ; il paraîtrait singulièrement vieilli (c'est M. G. Norström qui l'écrit). „ En six ans ce qui semblait un paradoxe est devenu une réalité thérapeutique. A toutes les époques on s'était dit que l'immobilisation rigoureuse et prolongée, appliquée au traitement de certaines fractures, pouvait avoir des inconvénients pour le fonctionnement ultérieur de la jointure la plus voisine. A. Paré, J. L. Petit, Warner, Camper, Flajani, Ravaton, Morel-Lavallée, etc. avaient proposé des moyens plus ou moins compliqués, plus ou moins rationnels pour prévenir les ankyloses secondaires. Leur utilité était si peu admise, que beaucoup de chirurgiens n'en voulaient pas entendre parler. Verneuil avait trouvé un néo-hellénisme plaisant pour caractériser la frayeur de ceux qui se défiaient trop des procédés devenus classiques; il l'appelait *ankylophobie.*

Cependant, de nouveau employé pour l'entorse simple par M. Lebâtard (74), le massage est bien étudié dans la thèse de M. Estradère (1863) qui indique les effets physiologiques et les résultats remarquables qu'on en peut obtenir. C'est lui qui est le vrai novateur rationnel et judicieux, scientifique et pratique.

En 1865, M. Bizet (75) emploie le massage pour le diagnostic des fractures accompagnées d'épanchement sanguin : " Si le massage vient en aide au diagnostic, il sert manifestement d'aide puissant au traitement, dont il abrège la durée par une action prompte et incontestable. „

Il n'avait pas encore été question sérieusement du massage, on n'en avait parlé que d'une manière accidentelle. " En 1865, dit Léonardon Lapervenche, Bizet l'emploie pour le diagnostic des fractures qui sont accompagnées d'épanchements sanguins. Après la disparition de ces accidents, on ne perçoit plus nettement la crépitation et la discontinuité de l'os. Il signale ce moyen comme très utile pour combattre les raideurs articulaires consécutives et dit qu'il peut prévenir la thrombose et l'embolie. Enfin, pour les fractures situées non loin des articulations et compliquées d'entorse, ce chirurgien militaire français n'hésite pas à distinguer par le massage l'épanchement intra- ou extra-articulaire; car là même où l'on soupçonne une lésion osseuse, le massage dégageant l'inconnue ne sera pas nuisible. „ Et il ajoute : " Si le massage ne vient pas en aide au diagnostic, il sert manifestement d'aide puissant au traitement, dont il abrège la durée par une action prompte et incontestable. „ M. Estradère, de Luchon, a également parlé du massage dans les fractures, mais en termes que M. G. Norström trouve trop vagues.

Le massage entre davantage dans la pratique. En 1873, paraissent les publications de Bourguet, d'Aix, dans le Bulletin de Thérapeutique sur le traitement des fractures de l'extrémité inférieure du radius.

Mais, dans cet article, il n'y a rien pour indiquer les arguments qui ont conduit le chirurgien provençal à faire ce que n'ont pas fait les chirurgiens de son temps. On sait seulement qu'il a été déçu par les résultats des méthodes classiques.

Le docteur Warthon Hood (*On Bone Setting,* 1871) le dit catégoriquement : il a appris à fond l'art des rebouteurs ; il l'a pratiqué avec habileté. Il a décrit entièrement les nombreuses méthodes de manipulation, et personne ne peut douter de leur valeur, lorsqu'elles sont employés prudemment.

Il n'a pas été suivi, et toute sa probité professionnelle parait lui être restée comme un mérite exclusivement personnel, malgré un petit nombre d'hommages tardifs et discrets.

Sir James Paget ne s'est pas prêté (non plus que ses contemporains) à l'évolution scientifique du massage et de la mobilisation. Il en a connu l'efficacité, il le dit dans sa leçon *Sur les affections que les rebouteurs guérissent ;* mais il se borne à envisager les entorses ordinaires, que les rebouteurs réussissent quelquefois à guérir très rapidement *(sic).* Il ne connaissait pas bien la question, qui, d'ailleurs, lui était antipathique.

" Je ne puis douter, dit-il, que certaines jointures récemment foulées puissent être rapidement guéries, délivrées de la douleur, et rétablies dans leur action utile, à l'aide de frictions et de mouvements croissant progressivement en intensité. Cette méthode de traitement a été maintes fois introduite dans la chirurgie régulière, mais elle n'a jamais été généralement adoptée, ni, je pense, longtemps pratiquée par personne. Je soupçonne que, quelquefois, elle ne fait pas de bien et que, quelquefois, elle fait assez de mal pour dégoûter un chirurgien prudent.

„ Je pense que la meilleure manière d'appliquer ce mode de traitement est de commencer par manipuler, frotter et presser très doucement la partie foulée et les tissus voisins. Après avoir ainsi fait pendant quinze ou vingt minutes, on peut augmenter de vigueur le frottement et la pression et on peut mouvoir plus librement la jointure, surtout dans la direction opposée à celle dans laquelle elle a été forcée par l'accident. Un autre quart d'heure, ou davantage, ainsi employé, on continue à procéder de la même façon, mais plus rudement, jusqu'à ce qu'une pression, même forte, et des mouvements étendus et violents puissent être supportés sans douleur ; et alors au bout d'une heure environ, la cure est jugée complète, ou presque assez complète pour n'exiger plus qu'un léger traitement du même genre le lendemain.

„ Je ne puis vous dire dans quel genre ou proportion d'entorses récentes vous pouvez employer ce traitement. A la vérité, je ne puis vous conseiller de l'employer du tout, à moins que ce ne soit comme essai chez des personnes en très bonne santé. Car je ne doute pas qu'il ne fasse quelquefois du mal. Et la rapidité plus grande de la guérison ne mérite pas un risque, tandis que nous pouvons toujours employer des moyens sûrs et pas trop lents, comme le repos et le soutien combinés des parties foulées, au moyen d'un bandage roulé, amidonné ou plâtré. En résumé, le traitement par le frottement dur et les pressions fortes d'entorses récentes me semble un de ces dangereux remèdes que (bien que je croie à leur utilité par hasard) j'aimerais mieux ne pas employer jusqu'à ce que je puisse distinguer les cas dans lesquels ils feront du mal. „ Sir James Paget est donc très loin de Warthon Hood... Loin d'avoir appris à fond l'art des rebouteurs, il n'a même pas apprécié celui des indications thérapeutiques du massage et de la mobilisation des simples entorses.

L'argument de Bourguet, d'Aix, était, en 1873, ce qu'il est encore trente ans plus tard : " Il n'est aucun chirurgien, ayant observé un grand nombre de fractures (du poignet) et ayant suivi les malades longtemps après la guérison, qui n'ait été frappé des *résultats fâcheux,* au point de vue fonctionnel, qu'entraîne l'emprisonnement du membre sous l'appareil pendant vingt, vingt-cinq, trente jours, quelquefois même davantage, que dure cette application, en même temps que de l'immobilisation presque complète de la main pendant toute cette période sous un bandage méthodiquement appliqué. Ce sont là des faits d'observation tellement connus, des vérités pratiques tellement admises, qu'il peut paraître inutile de les mettre en relief, ou tout au moins qu'il serait superflu d'y insister plus longuement. „

Et Bourguet, d'Aix, ajoute que dans une vingtaine de cas —

l'expérience le lui a fait voir — *on peut sans danger* pratiquer la mobilisation prématurée des doigts, de la main et du poignet; on peut sans danger faire des exercices consistant à imprimer avec précaution des mouvements à tous ces organes et à toutes ces articulations dès le début du traitement; et on peut les continuer journellement pendant toute sa durée. Il suffit qu'une semblable pratique soit sans danger, pour qu'on puisse conclure et affirmer sans crainte qu'elle doit être utile.

Il y a longtemps que cet article d'un chirurgien de province est tombé dans l'oubli.

Avant qu'on revienne au massage et à la mobilisation dans le traitement des fractures, un orateur de grand talent a osé dire la légendaire versatilité de l'opinion dans tout ce qui touche à la médecine et à la chirurgie.

Le 12 avril 1880, il fut question à la Société de chirurgie de Paris des avantages de la mobilisation précoce dans le traitement de certaines fractures; Desprès rapporta un fait destiné à les montrer.

Verneuil répondit que l'on avait tort d'attribuer à l'immobilisation les ankyloses secondaires, qu'elles tiennent tout simplement à la formation d'un cal fibreux.

La discussion qui s'engagea à ce propos montra que les chirurgiens français étaient loin de s'entendre sur les principes de traitement rationnel des fractures. MM. Marc Sée et Lannelongue partageaient l'avis de Verneuil et voulaient absolument qu'on immobilisât toujours.

M. Lucas-Championnière et Marjolin étaient beaucoup moins convaincus; ils admettaient avec Desprès, que, dans certains cas au moins, on pouvait s'écarter de la règle générale.

A l'étranger, les mêmes questions avaient été soulevées. Menzel, de Trieste, avait proposé de faire des mouvements passifs tous les deux jours *dans les fractures du radius;* Starke avait mobilisé de bonne heure dans les *fractures du radius* et du péroné; Schede procédait de la même manière pour les fractures humérales.

M. G. Norström cite Podrazky sur le massage à une époque beaucoup plus rapprochée de l'accident.

" Dans les cas où il existe une fracture, dit Podrazky à propos de la luxation tibio-tarsienne, un ou deux massages n'auront pas

d'inconvénient; ils ne pourront être avantageux pour la consolidation de la fracture, surtout dans les cas où les fragments sont
écartés par un épanchement. „ Après avoir cité ce passage dans
sa première édition, M. G. Norström ajoute : " Si un ou deux
massages sont avantageux, rien ne prouve, dit-il en 1891, qu'en
appliquant la méthode avec plus d'énergie et de persévérance on
n'arriverait pas à un résultat satisfaisant ; malheureusement elle
n'est pas compatible avec la nécessité de l'immobilisation absolue,
encore admise par presque tout le monde (76) dans le traitement
des fractures. C'est la même controverse doctrinale que dans la
thérapeutique des arthropathies. „

L'indication fondamentale pour le traitement de toute solution
de continuité du système osseux, c'est de favoriser par tous les
moyens possibles la réunion, c'est-à-dire la formation d'un cal
solide; les mouvements, les pressions, le simple effleurage sont
autant de circonstances que l'on doit éviter; le type idéal d'un
bon appareil à fracture c'est un manchon fermé qui maintient
rigoureusement immobiles dans une situation convenable deux
fragments osseux. Cette indication n'est pas contestée : mais est-il
bien démontré que le massage, bien fait dès l'origine, entraîne la
consolidation? Nullement (G. Norström, p. 276).

Peu de chirurgiens préconisent le placement précoce d'un
appareil sur un membre tuméfié; ils ne font pas l'immobilisation
immédiate de fragments déplacés et séparés par une masse de
sang plus ou moins abondante. La plupart mettent un appareil
d'attente et laissent à la nature le soin de faire disparaître les
accidents primitifs avant d'établir une contention pour longtemps.
Il semble tout naturel d'aider et de hâter la résorption des liquides
nuisibles. Ce qu'on obtient dans les hémarthroses traumatiques,
dans les phlegmasies articulaires accompagnées d'épanchement,
on peut l'obtenir dans un foyer de fracture. Le massage est donc
indiqué comme médication précoce, capable de servir d'introduction à une autre et de lui frayer la voie. — Cette expression de
M. G. Norström est importante par sa forme catégorique.

Le massage est indiqué encore à une autre époque ; la règle de
la contention absolue est sujette à bien des exceptions ; son application rigoureuse a des inconvénients graves, dans les cas de la
pratique journalière.

Cet aveu des inconvénients d'une méthode largement répandue
était un progrès, sans doute, mais un progrès tout négatif. Existe-
t-il un moyen de les pallier? Peut-on formuler, à propos de
l'application méthodique du massage et des mouvements passifs
dans ces cas, des règles qui puissent servir de vade-mecum à tous
les praticiens; que tous puissent s'en servir sans crainte et sans
remords, certains d'avance que les patients ne paieront pas
les frais de tentatives nouvelles? C'est la question que posa
M. G. Norström en 1884, et il répond : " Bruberger donne les préceptes suivants relativement à l'application du massage dans les
fractures :

„ Après le premier examen, on comprime la région de la fracture par une bande en caoutchouc, qu'on laisse en place une
demi-heure, deux ou même quatre heures, suivant la commodité
du blessé. Après l'avoir enlevée, on masse, de manière à pousser
à l'extravasat sanguin dans la direction des voies lympathiques;
on le fait ainsi très vite disparaître; les limites des fragments se
dessinent et il devient possible d'entreprendre la réduction. Quand
on emploie des appareils plâtrés, rigides et fermés, on néglige
souvent un facteur important dans la guérison du cas, les mouvements passifs, par la crainte intempestive de produire de violentes
douleurs (77). „

Il convient donc de répéter sans spécification de région que le
massage est utile à deux époques dans le traitement des solutions
de continuité du système osseux : 1º au début, parce qu'il favorise
la résorption de l'épanchement sanguin ou séreux, parce qu'il
diminue la tuméfaction et la sensibilité locale; 2º après l'enlève-
ment de l'appareil. C'est par lui seulement qu'on peut avoir raison
d'impotences fonctionnelles résultant de l'atrophie de certains
muscles, d'indurations ou de rétractations voisines du cal, selon le
mot de M. Estradère, que reprend M. G. Norström.

Les règles posées par Podrazky ont été appliquées par Gerst;
le résultat fut excellent. Après avoir exposé ces faits, M. Norström
essaie de tirer des conclusions et d'arriver aux indications générales du massage dans le traitement des fractures sans les avoir
trouvées formulées ailleurs (78).

Dès 1884, M. Berne faisait à l'hôpital de Lariboisière, dans le
service de M. Duplay, le massage dans les fractures du péroné.

Au mois de juin 1885, il expose ses théories et les résultats de sa pratique dans une leçon publique à l'hôpital Bichat (79).

En Amérique, le Dr B. Hall a fait, dès cette époque, du massage et de la mobilisation pour combattre les arthropathies post-traumatiques dès leur début; mais il y joint l'usage de la compression par la bande élastique; et il a fait, de cette action du caoutchouc, le principal élément de son traitement. Dans la conception qu'il s'en fait, au début des arthrites traumatiques, l'irritation affecte exclusivement la synoviale, dont la vascularisation et la sécrétion, très augmentées à cette période, amènent le gonflement général par accroissement de liquide, intra- et périsynovial. En se basant sur ce fait, il propose dès le début du traumatisme un bandage fait avec une bande élastique. Il emploie cette compression pendant un temps qui varie de six à dix jours. Puis, il fait succéder à l'emploi de la bande élastique l'application d'un appareil plâtré amovo-inamovible qui permet de pratiquer des frictions et de faire exécuter des mouvements au membre, de temps en temps. A ce traitement, il joint soit des applications de glace, soit simplement l'élévation du membre. Cette méthode lui aurait donné des succès. Un journal français a résumé ce travail de M. B. Hall. Selon lui, on peut tirer de la compression des effets antiphlogistiques remarquables; c'est un moyen qui, d'ailleurs, a été préconisé de tout temps, précisément contre les irritations simples et par conséquent les irritations fluxionnaires qui succèdent au traumatisme; il ne faut pas cependant étrangler la partie.

La Revue de Chirurgie (Paris, juin 1884) relate une communication de M. Marc Sée à la Société de Chirurgie de Paris.

M. Tilanus, d'Amsterdam, en 1885, donne le résultat de diverses méthodes de traitement des fractures de la rotule. Il publie une statistique, où le traitement ordinaire a été l'immobilisation, avec fixation des fragments par bandage et appareils, et la durée du traitement a été en moyenne de cinq mois. En regard se trouvent les résultats obtenus sans immobilisation avec compression, massage et mouvements de l'articulation par la méthode qu'il appelle *hollandaise;* la durée moyenne du traitement est de quarante et un jours; les malades fléchissent le genou bien plus facilement; la distance des fragments est moitié de celle de l'autre méthode (80).

VIII

En 1886, prennent date les trois observations suivantes :

Observation (MM. Just Lucas-Championnière et Deroche). — Auguste B..., 47 ans, entre le 11 novembre 1885, salle Lisfranc, n° 6. Il a fait une chute sur le poignet gauche du haut de cinq marches d'escalier avec une charge : petite plaie du front et fracture de l'extrémité inférieure du radius gauche; déformation caractéristique, mais pourtant peu marquée. On applique une couche d'ouate sur le poignet ; on fait quatre séances de massage ; puis le malade se masse lui-même. La guérison est rapide : les mouvements sont libres sans raideur; l'abduction et l'adduction restent un peu plus longtemps douloureuses. Le malade sort guéri le 1er décembre 1885, vingt jours après son entrée à l'hôpital.

Observation (MM. Just Lucas-Championnière et Deroche). — Le forgeron Henri L..., âgé de 67 ans, entre le 9 décembre 1885, salle Lisfranc, n° 20. Il a fait une chute de sa hauteur sur la paume de la main. On constate une fracture de l'extrémité inférieure du radius gauche, avec peu de déformation. Il n'y a pas d'appareil; on fait deux séances de massage. Le malade sort le 21 décembre 1885, douze jours après son accident : le poignet n'est pas encore très fort ; mais il n'est plus douloureux et tous les mouvements sont bons; cette absence de raideur est remarquable en raison de l'âge du malade : 67 ans.

Observation (MM. Just Lucas-Championnière et Deroche). — Le carrier Jean S..., 56 ans, entre le 2 décembre 1885, salle Lisfranc, n° 6. Il a fait une chute sur la face dorsale de la main gauche deux jours auparavant; on constate la déformation et les autres signes caractéristiques d'une fracture de l'extrémité inférieure du radius avec engrènement des fragments. On n'applique pas d'appareil, on fait des massages. La guérison rapide avec intégrité de tous les mouvements le 21 décembre 1885, vingt-deux jours après l'accident (81).

M. Just Lucas-Championnière a pu l'écrire dans son *Journal de médecine et de chirurgie pratique,* les observations se sont rapidement multipliées. Puis il ajoute :

" Je n'avais, pour ma part, aucun doute sur la réalité des faits;

car j'avais attendu bien longtemps et de nombreux exemples avant de connaître la méthode. Mais je concevais bien le doute et la répugnance qui seraient opposés à cette pratique si différente des pratiques habituelles. Même, de façon à effrayer moins le lecteur, j'avais plutôt modéré mes conclusions en ce qui concerne la rapidité de l'intervention d'abord et pour ce qui concerne la rapidité de rétablissement des mouvements.

„ J'ai trouvé bon accueil parmi les confrères. Beaucoup se sont mis immédiatement à l'œuvre et m'ont signalé les succès qu'ils obtenaient. La masse des chirurgiens est nécessairement un peu réfractaire à ces pratiques si nouvelles *(sic)*. Comme je crois qu'il y a un avantage immense pour le malade et pour le médecin, comme il s'agit de faits communs dans la pratique, sans revenir sur ce qui a été dit à l'article 13 338, je crois qu'il est utile de signaler les communications dues à deux médecins ; l'un a été soigné par moi et j'ai vu l'autre seulement en consultation ; ces deux observations donnent des résultats d'une extrême rapidité. On ne les obtient pas toujours aussi vite. Mais il est certain qu'il s'agit de sujets bien convaincus, bien résolus et très exactement soignés. Si on ne peut pas faire aussi bien sur tout le monde, au moins y a-t-il là de bons exemples à suivre.

„ *Observation* (Delaporte). — Fracture du radius droit avec entorse grave, déformation considérable. Massage. Guérison très rapide. Le vendredi 22 juillet 1886, je fis une chute de cheval vers 7 heures du matin. Le bras avait été replié sous le corps. La chute avait été violente et je ressentis immédiatement une douleur très vive. Trois heures après, le docteur Just Championnière vit mon bras. L'avant-bras était déjà fort tuméfié. La déformation du poignet était très marquée. L'avant-bras était tellement douloureux que les moindres mouvements du membre allongé sur un meuble retentissaient péniblement. Il y avait déjà un épanchement considérable et il était facile de voir que cet épanchement dans les gaines des tendons de la région dorsale du poignet était très étendu.

„ Malgré la déformation très marquée, M. Championnière trouva que les efforts de réduction seraient plus nuisibles qu'utiles. Il estima aussi qu'en présence de la douleur si vive le massage rendrait grand service immédiatement. Il fit sa première séance de massage d'environ douze à quinze minutes de durée. Les premières pressions, quoique doucement faites, étaient douloureuses ; puis la douleur diminua rapidement. La séance terminée, je pouvais, sans trop de souffrances, déplacer la main en avant et en arrière. Le mouvement de supination restait très pénible ; on fit le placement d'une bande roulée sur le poignet et l'avant-bras.

„ Le samedi, une nouvelle séance de massage dura une demi-heure environ. Cette fois la diminution de la douleur fut telle que je pus dormir tranquillement, ce que je n'avais pu faire la nuit précédente.

„ Le 24, je pus faire sans douleur un assez long voyage pour aller me faire masser à la campagne. Dès ce jour, je pus signer.

„ Le 25, le massage est renouvelé chaque jour. Je retrouve la possibilité de signer distinctement.

„ Le 26. — Dès ce jour je pus écrire mes ordonnances. Le 28, après massage, l'écriture était devenue très facile.

„ 4 août. — La diminution de l'épanchement articulaire et du gonflement de la main est presque complète. Les mouvements ne sont plus douloureux que pour de véritables efforts.

„ Étant rhumatisant, je ressentis assez douloureusement les effets des changements brusques de température qui se produisirent à cette époque. Tout en me faisant pratiquer le massage assez souvent, je m'électrisai tous les jours avec mon appareil à courants continus.

„ Le 9 août, soit 18 jours après l'accident, je repris mon service administratif à la préfecture de la Seine qui exige un travail d'écriture rapide pendant une heure et demie à deux heures de suite. A ce moment, j'avais recouvré complètement l'usage de la main pour tous les mouvements et je commençais à pouvoir déployer de la force.

„ Le 28 août, soit 37 jours après l'accident, je repris mon équitation quotidienne ; il n'y avait plus ni douleur ni insuffisance fonctionnelle.

„ En somme, avec une fracture du radius grave, j'avais à peine interrompu deux jours l'exercice professionnel. La douleur, en quarante-huit heures, était presque disparue complètement. Au bout de quatre jours, j'écrivais convenablement. Au bout de deux semaines, sauf la force, j'avais recouvré toute la liberté de mes mouvements.

„ Mon seul appareil avait été une bande roulée.

„ Il est facile de constater sur moi, maintenant, que la déformation considérable des premiers jours a laissé peu de traces ainsi qu'il arrive pour beaucoup de fractures du radius pour lesquelles on ne fait aucune réduction (82). „

L'ouvrage de M. Norström et le journal de M. J. Lucas-Championnière renferment chacun de nombreuses observations.

MM. Terrier et Reclus rapportent des cas où ils ont obtenu, par cette méthode, d'incontestables succès.

MM. Berne, de Paris, et Massé, de Bordeaux, reviennent sur ce sujet et montrent les bons effets que l'on peut obtenir du massage destiné à combattre l'atrophie musculaire.

En 1898, M. Gourewitch, de Saint-Pétersbourg, confirme les recherches cliniques et expérimentales sur le massage faites par M. Castex dès 1891.

C'est déjà loin d'une critique formulée par M. P. Reclus dans l'une de ses leçons de clinique chirurgicale : " La chirurgie des grandes cavités splanchniques ne doit pas nous obséder au point de nous faire oublier une thérapeutique plus modeste, mais aussi utile. On néglige un peu les fractures ; et, depuis la vulgarisation des appareils plâtrés et de l'extension continue, acquisitions de premier ordre, il est vrai, on semble se reposer, comme désormais satisfait des faits acquis. M. J. Championnière cependant a voulu tenter une réforme ; et, depuis, 1886, il préconise une méthode nouvelle (?) basée sur sur le massage et la mobilisation précoce ; mais, malgré la juste notoriété de notre collègue, on s'y arrête à peine, et, en dehors du cercle toujours un peu étroit des élèves directs, je ne crois pas que sa pratique ait encore les adeptes qu'elle mérite (83). „

On n'en est plus là. Le massage est décidément entré dans le domaine de la pratique journalière, pour les fractures de l'avant-bras, comme pour beaucoup d'autres fractures.

Pour toutes les fractures du poignet et spécialement pour celle des os du carpe, la part du massage est encore plus importante. " C'est par le massage que doit débuter le traitement „, écrit M. Amédée Chuffart (109). Et c'est exact pour le principe.

Reste à réaliser la mise en pratique de ce principe. C'est beaucoup plus délicat que ne le donnerait à penser la lecture d'une formule toute faite (Guermonprez).

Il est utile, pour ne fatiguer ni le chirurgien, ni le blessé, de prendre une position favorable. Le manuel opératoire du massage dans les fractures a été indiqué par M. J. Lucas-Championnière, et les modernes l'ont beaucoup lu. " La main du chirurgien, enseigne-t-il, est enduite d'un corps gras quelconque (vaseline camphrée, par exemple). On commence la manœuvre par une friction douce, superficielle; les doigts entourent le segment fracturé du membre, de façon à lui constituer une sorte de bracelet. Le blessé a le coude appuyé sur une table ou sur quelque autre objet pour éviter le tremblement, la fatigue et la douleur. Cette friction est d'abord douce, ce n'est qu'un effleurement; il faut commencer par le poignet pour remonter au coude, comme pour tout massage; puis on augmente progressivement la pression, en veillant surtout à ce que le blessé n'en ressente aucune douleur. Au bout d'un certain temps de cette manœuvre, on sent que la peau est plus souple et que le tissu cellulo-graisseux qu'on vient de malaxer se prête à l'exploration. C'est à ce moment qu'on fait intervenir le pouce. Celui-ci cherche à sentir le contour de l'os, peu à peu il étale et dissocie pour ainsi dire les groupes et faisceaux musculaires et suit le squelette dont il apprécie les particularités. Quand on est arrivé à ce résultat méthodiquement, le diagnostic est bientôt fait. On ne tarde pas à discerner la portion douloureuse, c'est le foyer de fracture. „

On peut, de la sorte, suivre avec une très grande facilité les directions anormales, juger de la déviation s'il y en a, en un mot, obtenir tous les éléments d'un diagnostic complet.

M. Guermonprez agit de la même manière; il se sert d'une matière grasse d'origine animale, à laquelle il ajoute un antiseptique aromatique, pour éviter la folliculite et la furonculose. Mais ce détail de pommade n'est qu'un simple accessoire. C'est la manœuvre du massage qui est le principal. Cet enseignement était déjà donné à Lille, à la maison de secours pour les blessés de l'industrie, en 1887. On en trouve le témoignage dans le texte de la thèse de M. le docteur Delbecq (84).

" On ajoutera à la contention et à la simple réduction le massage sur le point le plus sensible. Outre qu'on obtiendra par là un soulagement rapide, on pourra produire une coaptation plus complète et éviter au malade une grave complication. „

M. Guermonprez a décrit, à la Société scientifique de Bruxelles (session de Malines, 29 octobre 1896), le procédé dont il se sert pour la réduction de toutes les fractures du poignet. Le massage y tient la plus grande place; mais il n'y est qu'une portion de la manœuvre.

" Après avoir énuméré les divers déplacements que l'on observe dans cette fracture, il dit qu'une friction préalable facilite la dissémination de l'hématôme et de l'infiltration des parties molles autour du foyer de fracture.

„ Elle favorise l'exploration, si elle est faite lentement et avec douceur.

„ Pour pratiquer la réduction, il faut attendre que la contracture ait cessé. Puis, la main gauche du chirurgien assure la coaptation, tandis que sa main droite imprime avec brusquerie et successivement des secousses, d'abord dans l'axe du membre, puis dans le sens de la flexion, ensuite dans le sens de l'extension, rarement quelques-unes dans le sens de la latéralité. Ces manœuvres doivent être renouvelées jusqu'à ce que la configuration des portions squelettiques soit redevenue normale.

„ Les soins consécutifs se réduisent presque à une immobilisation de cinq à douze jours, dans la pronation incomplète, en prenant soin de coussiner la dépression sous le radius et du côté palmaire du carpe (85). „

Cet enseignement, bien des fois renouvelé, ne s'est pas borné à de simples affirmations réitérées et vérifiées par la clinique. M. Guermonprez insiste sur des pratiques trop oubliées, en même temps que sur la part prépondérante qui appartient aux traditions de la chirurgie française.

Jusqu'à ces dernières années, aucun chirurgien n'aurait voulu se priver des secours d'une immobilisation complète. La mobilité des fragments était considérée comme le principal facteur des pseudarthroses et l'on ne ménageait rien pour mettre les blessés à l'abri de ce danger. Aussi, Cadiat avait pu dire : " Ce qu'il faut, c'est l'immobilisation exacte, mathématique et constante de toutes les parties; c'est une raideur absolue de l'appareil; il faut que le membre soit moulé comme dans une enveloppe complètement rigide; alors le travail de réparation se fera sans trouble. „ C'était là la règle pour tous.

Et cependant, que de surprises fâcheuses réservaient les appareils amidonnés, dextrinés, plâtrés et autres ! Il se fait un espace vide entre le membre et la surface de contention, parce que l'œdème disparaît et parce que les muscles s'atrophient, de sorte que les fragments osseux peuvent se mouvoir dans un appareil qui est encore rigide, mais qui n'est plus moulé, pas même suffisamment exact.

M. Eissendeck a été témoin, deux fois, de la cruelle déception du blessé et du chirurgien à la levée d'un appareil plâtré qui avait séjourné pendant un mois. Les fragments faisaient une saillie évidente à tous les yeux ; l'effet disgracieux était presque celui d'une difformité. On ne peut pourtant pas reprocher qu'on n'ait pas apporté une méticuleuse attention à la réduction de la fracture ; on ne peut oublier le principal. Chacun y avait apporté les soins les plus attentifs ; on les avait prolongés ; on avait vérifié les détails et on s'en était allé avec la ferme conviction que la coaptation avait été parfaitement obtenue.

Une semblable déception est toujours pénible. Il faut donc craindre de confier à un appareil inamovible de longue durée les fractures diaphysaires de l'avant-bras, celles de la jambe et beaucoup d'autres fractures des membres. On applique sur le membre fracturé un appareil qui a pour mission de donner l'illusion d'un appareil de contention efficace et cette valeur n'est que transitoire, c'est-à-dire insuffisante.

Ainsi on est amené à préférer une méthode qui, depuis quelques années, a pris droit de cité dans le domaine de la thérapeutique chirurgicale. C'est le traitement par le massage et la mobilisation, mais dans une mesure qu'il convient de préciser.

A la Société de médecine physique d'Anvers, il a été question des praticiens du massage (29 octobre 1903, ANNALES de la Société, pp. 49-51). On y peut remarquer combien l'opinion des médecins demeure encore cahotée par les contradictions. L'occasion a été l'analyse de la statistique de la clinique de cinésithérapie, en 1902, par M. de Munter. Le rapporteur, M. Gunzburg, fait remarquer, en conclusion, que l'on se fie généralement trop facilement aux masseurs. M. de Mets est de cet avis et il demande que, pour empêcher les abus, on modifie la loi sur l'art de guérir. M. le rapporteur Gunzburg propose d'exiger, pour le diplôme spécial de masseur, le diplôme d'humanités complètes, plus trois années d'études particulières portant sur l'anatomie, la physiologie, la gymnastique médicale, comme cela se pratique à l'École centrale de Stockholm. Pour le reste, il confirme les conclusions de la commission de 1900 sur la réglementation du massage et de la gymnastique médicale :

" ARTICLE PREMIER. — La cinésithérapie, gymnastique médicale et massage, étant partie intégrante de l'art de guérir, ne pourra être exercée en sa totalité que par les personnes ayant obtenu en Belgique le diplôme de docteur en médecine, etc.

„ ART. 2. — Seuls certains massages d'affections bénignes des membres et des muscles du dos pourront être pratiqués, sur ordonnance médicale, par une classe de personnes ayant obtenu le diplôme de masseur.

„ ART. 3. — Pour obtenir le diplôme de masseur, il faudra avoir subi l'examen devant le jury compétent désigné par le gouvernement. Cet examen se composera d'une épreuve théorique, où le candidat devra justifier de connaissances élémentaires en anatomie, physiologie et pathologie, et en une épreuve pratique sur les diverses manipulations du massage. „

M. de Mets est d'avis que " cela n'est pas assez „. Il faudrait que les médecins s'occupassent toujours personnellement du massage. Quelles que soient les conditions d'admission, le diplôme de masseur sera toujours insuffisant. M. Callaert fait la distinction entre le massage thérapeutique et la simple friction hygiénique, pour laquelle il ne faut aucune connaissance anatomique. M. L. Desguin prononce que la loi est formelle. Exécuté par un non-médecin, le massage thérapeutique réel constitue un abus de la loi sur l'art de guérir. Tout masseur qui fait autre chose que des frictions générales fait acte de traitement et tombe sous l'application de la loi. Seulement, il faudrait plus d'énergie pour intervenir dans ces cas et pour signaler à la commission médicale provinciale ceux qui tombent sous le coup de la loi. Or, la plupart des masseurs font autre chose que du massage. M. Cauterman ajoute que les masseurs ne se donnent même pas la peine de demander l'autorisation de s'établir. M. de Mets croit également que les médecins masseurs devraient insister sur l'application de la loi. M. L. Desguin parle le dernier : en pratique, il est certes souvent difficile d'indiquer la démarcation entre le massage banal et le massage thérapeutique. Mais il faut commencer par empêcher les masseurs de dépasser la tolérance admise; les cas d'abus sont innombrables : massages faits sur des abcès froids, appareils plâtrés appliqués par des masseurs sur des luxations non réduites. M. L. Desguin a vu masser une fracture de cuisse non consolidée, et le malade, sur le conseil du masseur, s'est mis à marcher et il est arrivé évidemment à un raccourcissement énorme du membre. Tous ces cas sont de véritables crimes qu'il faudrait poursuivre et réprimer énergiquement...

Sans vouloir prendre le ton tragique, il convient de ne pas oublier que le massage est une ressource efficace. Comme tout autre moyen, il doit être employé avec discernement et dans la mesure.

A la Société de chirurgie de Paris, le 30 juin 1886, M. J. Lucas-Championnière disait : " En traitant les fractures intra- ou para-articulaires sans immobilisation, on est frappé de voir les douleurs des premiers jours tomber assez vite pour ne plus revenir, et, si le patient n'est pas pusillanime, l'exercice des mouvements lui paraît chose toute naturelle. „

Et le 21 décembre 1897, il faisait, à l'Académie de médecine de Paris, la déclaration suivante : " L'immobilisation ne favorise point la réparation des tissus et des organes.

„ Ceux-ci ont besoin de mouvement pour se réparer, comme ils ont besoin de mouvement pour vivre.

„ L'immobilisation, qui a été et qui est encore un procédé banal en chirurgie doit disparaître...

„ L'influence bienfaisante de la mobilité sur la réparation des tissus représente une des manifestations les plus paradoxales de la physiologie pathologique. „ D'autres chirurgiens ont suivi.

Et voilà le massage, qui était, naguère encore, la propriété des empiriques, rebouteurs, sorciers, farfadets et autres, sous la forme de manières grossières et aveugles..., le voilà entré dans les mœurs chirurgicales.

On en a montré les indications; on en a donné les règles précises; on en a fait une méthode technique (86).

" L'idée a fait son chemin, et la méthode est allée un peu trop loin peut-être „, ajoute encore M. G. Norström. Cette popularité rapide était peu surprenante : les effets du massage dans les fractures sont excellents et il est facile de le comprendre. Il n'est pas nécessaire d'avoir une très grande expérience, il n'est pas nécessaire de réfléchir longtemps sur le meilleur procédé à employer, de chercher des indications minutieuses. Dans les hôpitaux, les élèves des services de chirurgie font parfaitement ce qu'il faut sous la direction du chef de service; il suffit de ne pas procéder à contre-sens, de ne pas tout compromettre comme le font quelquefois les empiriques par une brutalité maladroite. Certaines entorses tibio-tarsiennes sont accompagnées de fractures du péroné. M. G. Norström insiste sur ses clients personnels. C'étaient presque toujours de ses compatriotes : " A mon arrivée, ils me déclaraient qu'ils s'étaient foulé le pied, qu'ils s'étaient fait une entorse si douloureuse que la marche était impossible. Ils avaient raison jusqu'à un certain point ; car il existait des déchirures des parties molles, des épanchements sanguins. L'entorse dont ils se plaignaient était réelle; et c'était elle surtout qui les faisait souffrir ; mais il existait en même temps une solution de continuité du péroné, dont ils ne se doutaient pas; et presque toujours ils étaient désagréablement surpris lorsqu'on le leur déclarait. J'ai massé dans ces conditions; le massage donne la même chose que dans l'entorse simple ; il hâte la résorption de l'épanchement sanguin, diminue l'infiltration de voisinage et la douleur ; c'est en même temps un moyen de diagnostic et un moyen de traitement (87). „

Dans les fractures, comme dans l'entorse, comme dans les luxations, comme dans les affections articulaires chroniques, le masseur se propose de provoquer la résorption des extravasats sanguins des épanchements interstitiels, et, par contre-coup, de faciliter la réunion des parties molles, de diminuer la douleur, d'activer la nutrition locale, de prévenir les raideurs articulaires et les atrophies consécutives (Norström). Presque tous les auteurs qui se sont occupés de la question ont admis, en tenant compte de ce qu'ils savent et de qu'ils ont vu eux-mêmes, que ce but est presque toujours atteint (88), même dans des circonstances imprévues.

IX

M. J. Estradère l'avait déjà écrit dans sa seconde édition (Paris, 1884, p. 6) : " Les manœuvres du massage ne sont nullement empiriques. La physiologie est venue leur donner une base scientifique et rationnelle. Leurs effets sont aussi certains que ceux de la gymnastique médicale. „

Le massage est devenu scientifique, à la fois par la clinique et par l'expérimentation.

En 1891, M. Castex fait du massage une étude expérimentale qui n'a peut-être pas eu toute la portée qu'elle aurait pu avoir. Il est bon de relire la relation des recherches qu'il a pratiquées dans le laboratoire de M. Ch. Richet (89) :

" J'ai pratiqué sur des chiens des contusions simples, des contusions aux articulations, des entorses, des luxations et des fractures toujours doubles et symétriques.

„ Un de ces côtés était massé par un spécialiste, l'autre abandonné sans massage à l'évolution naturelle des lésions.

„ Les effets immédiats, consécutifs et éloignés ont été notés presque jour par jour. J'ai tenu ces chiens en observation pendant six mois au plus, et c'est à la fin ou dans le cours de cette période, suivant le cas, que je les ai sacrifiés pour examiner au microscope, muscles, vaisseaux, nerfs, squelette des parties traumatisées, avec ou sans massage, ainsi que les parties correspondantes de la moelle épinière. J'ai, de la sorte, transporté le massage de la pratique professionnelle courante au laboratoire de physiologie, dans le but d'évaluer le degré de son action, en me dégageant des conditions de nervosisme, de suggestion, qui peuvent, chez l'homme, dénaturer ses résultats. On m'accordera bien, en effet, que lorsqu'un chien traumatisé aux deux fesses, massé à droite et non à gauche, boite de la jambe gauche exclusivement, il traduit, sans erreur d'interprétation possible, le soulagement que le massage a procuré dans sa fesse droite. „

Tout le travail de M. Castex a paru dans les ARCHIVES GÉNÉRALES DE MÉDECINE, Paris, 1891. Il est reproduit par M. Georges Berne (*Le massage, Manuel théorique et pratique,* Paris, 1894; pp. 17-40).

M. Castex explique avec quel scrupule il cherchait à éviter toute cause pouvant atténuer la rigueur de sa méthode. D'autre part, l'anatomie microscopique révéla des différences énormes entre les organes traumatisés, puis massés, et ces mêmes organes non massés.

Dans le premier cas, ils reprennent très rapidement leur morphologie et leur physiologie temporairement troublées, tandis que, dans le second cas, les altérations persistent et s'aggravent.

D'après M. Castex, il y a dans un muscle traumatisé :

a) Une dissociation en fibrilles de la fibre musculaire marquée par des stries longitudinales très évidentes;

b) Une hyperplasie, quelquefois un simple épaississement du tissu conjonctif annexe, dans ses diverses parties;

c) Par place, augmentation du nombre des noyaux annexés au tissu conjonctif;

d) Des hémorragies interstitielles;

e) Un engorgement des vaisseaux sanguins avec hyperplasie conjonctive de leur tunique adventice;

f) Le sarcolemme généralement intact, mais pouvant, néanmoins, donner naissance à un peu de myosite interstitielle.

Des phénomènes analogues se retrouvent du côté des veines, des artères, des nerfs. Le tissu conjonctif est considérablement augmenté.

Rien de semblable ne se présente du côté massé, où tout a récupéré son intégrité, et où l'histologie normale apparaît dans toute sa netteté.

M. Gourewitch a voulu comparer les processus histologiques de la consolidation des fractures qu'on traitait dans un cas par le massage, dans l'autre par l'immobilisation. Ces expériences ont été faites sur des lapins à l'hôpital Obouchoff à Saint-Pétersbourg. Il fractura les deux extrémités du même animal, de façon que le caractère du processus à chaque période d'évolution fût le même dans les deux cas et que toute différence ne pût provenir que du mode de traitement. La fracture, chez tous les animaux, porta sur les deux os de l'avant-bras, comme se prêtant mieux au massage et au bandage consécutif. Pour ne pas exclure la possibilité de déplacement, il fractura les deux os au même niveau, au milieu de la diaphyse.

La comparaison des phénomènes macroscopiques donna les résultats suivants :

Dans les fractures qu'on massait : 1° l'ecchymose se résorbait plus vite; 2° les muscles présentaient un volume normal et étaient mieux nourris; 3° les fragments avaient une situation plus normale, leur déplacement était minime; 4° la soudure complète avait lieu dans les fractures qu'on massait du 12ᵉ au 14ᵉ jour; et, dans les fractures qu'on ne massait pas, du 16ᵉ au 18ᵉ jour; 5° presque dans tous les cas soumis au traitement par le massage, le cal était plus volumineux et plus solide.

Dans ses recherches microscopiques, M. Gourewitch a trouvé que : 1° dans la fracture massée, les muscles sont normaux, la soudure est complète, le cal est volumineux; 2° dans la fracture non massée, les muscles sont minces, le cal n'est pas suffisant. Mais, dans l'un et l'autre cas, la formation du cal passe par les stades ordinaires. Né du feuillet ostéogénique du périoste, le tissu cellulaire primordial se différencie peu à peu du tissu cellulaire ostéoïde, puis se transforme en tissu chondroïde près du lieu de la fracture. Ces deux variétés de tissus sont remplacées peu à peu par du tissu osseux.

Les démonstrations expérimentales sur la valeur du massage plaident déjà beaucoup en faveur de cette méthode. Les données cliniques ajoutent encore à la démonstration de l'expérimentation.

Suivant de nombreux chirurgiens, les motifs invoqués pour obtenir l'immobilisation étaient les suivants : diminution de la douleur; retour meilleur du membre à sa forme primitive; facilité de réparation de l'os fracturé; conditions avantageuses de retour du membre à ses fonctions normales; prévention ou guérison de l'inflammation.

Si, à l'exemple de M. Evreinoff, on critique chacun de ces arguments, on voit que :

1° Si la douleur est supprimée, grâce à l'appareil appliqué, elle est bien plus considérable quand il faut, après un long temps d'immobilisation, faire accomplir au membre de grands mouvements. Par contre, chez le blessé sincère, aucun massé ne témoigne de la douleur pendant le massage. — Toutefois, lorsqu'il s'agit d'une fracture ancienne, d'un cal vicieux occupant l'espace interosseux, et que, par conséquent, il faut employer la force pour libérer le cubitus et le radius, ce traitement n'est pas indolore... Mais tous les autres modes de réduction tardive en sont là.

2° L'application d'un appareil ne facilite nullement le retour du membre à la configuration ordinaire. S'il est mal appliqué, il déforme par lui-même; le dit-on bien appliqué, il ne modifie pas toujours la forme accidentelle; et, on l'a vu trop trouvent, il est illusoire, quoi qu'on fasse, pour la réduction elle-même; il ne peut que contenir des fragments préalablement réduits. Dans le cas de fracture simple diaphysaire, soit du cubitus, soit du radius, il est même inutile, l'os voisin n'étant pas lésé, forme attelle, et il suffit parfois de maintenir l'espace interosseux.

3° Quant à la consolidation, les expériences de M. Castex et de M. Gourewitch sont suffisamment démonstratives à cet égard. Du reste, la réparation osseuse, la formation du cal est entravée par l'épanchement dans le foyer de fracture. " Elle ne commence véritablement, dit M. Sée, que lorsque les surfaces fracturées sont débarrassées des liquides répandus autour des fragments. „ Or, le massage repousse ces épanchements sanguins et séreux à distance du foyer.

4° La meilleure condition de retour du membre à l'état normal n'est pas aussi réelle qu'on le pensait avec l'immobilisation prolongée. Au moment où on enlève l'appareil, on trouve, en effet, le membre dans un piteux état. Il est considérablement amaigri; les muscles sont atrophiés; la peau est sèche et squameuse. Le blessé est incapable de se servir de son membre; il ne peut prendre à la main aucun objet. L'aspect d'un avant-bras traité par le massage est, à la même date, tout différent; ce serait une répétition que de redire les expériences de M. Castex. Jamais il n'y a autant d'atrophie, ni de paralysie musculaire, ni de raideur articulaire sur un membre traité méthodiquement par le massage et la mobilisation; et la possibilité des mouvements est rapidement acquise.

5° L'immobilisation combattrait les inflammations. Or, c'est admis désormais, l'imflammation est due à une infection microbienne superficielle ou profonde. C'est l'antisepsie sous toutes ses formes qu'il faut lui opposer et non l'immobilité.

De tous ces faits, il résulte que la durée de la cure complète est abrégée quand on a recours au massage. Ce n'est pas dire que la consolidation soit plus prompte; mais, aussitôt celle-ci acquise, les articulations et le système musculaire, sauvegardés par le massage, peuvent fonctionner sans qu'on doive, comme après le traitement ordinaire, soumettre le malade à un long traitement consécutif, consistant en frictions, mouvements provoqués, bains sulfureux, électrothérapie, etc.

Ainsi on est amené à cette conclusion que le traitement des fractures récentes par le massage précoce répond mieux que tout autre aux indications données par la clinique et par l'expérimentation (Eissendeck).

En Allemagne aussi, on est arrivé à préconiser le massage des fractures récentes. M. Jordan l'a expliqué au XXXIIᵉ Congrès de la Société allemande de chirurgie. Il est d'avis que " l'école allemande a, jusqu'à présent, trop insisté sur la question de la consolidation de la fracture et trop négligé le rétablissement fonctionnel de l'appareil musculaire et tendineux. Je me suis appliqué, dit-il, depuis huit ans, à suivre dans ses grandes lignes le traitement préconisé par M. Lucas-Championnière, avec cette différence, cependant, que j'attribue une plus grande importance que ce chirurgien à l'immobilisation du membre entre les séances de massage. Sur une centaine de fractures, que j'ai eu l'occasion de traiter dans ce laps de temps, fractures siégeant principalement au niveau des extrémités supérieures, j'ai appliqué ce traitement dans 73 cas : 67 de ces malades ont récupéré leur intégrité fonctionnelle complète, tandis que 6 présentent encore à l'heure qu'il est une diminution plus ou moins considérable de leur capacité de travail. J'ai pris pour règle de commencer le traitement par un massage bi-quotidien régulier, suffisamment léger pour ne pas être douloureux, et d'immobiliser le membre entre les séances de massage, par des attelles fixées à l'aide de bandes. Je me suis servi de l'appareil plâtré uniquement dans les cas où le déplacement des fragments était considérable et ne pouvait être corrigé par l'application des attelles, et je ne l'ai laissé à demeure que pendant une ou deux semaines au maximum. Ce traitement m'a toujours permis de faire diminuer rapidement les douleurs spontanées et d'activer la résorption de l'hématôme. J'ai pu constater aussi que le rétablissement fonctionnel était presque complet au moment de la consolidation osseuse.

" En ce qui concerne les fractures des extrémités inférieures, peu fréquentes parmi les cas que j'ai eu à traiter, j'ai commencé par le massage pour instituer au bout d'une semaine environ le ţraitement ambulatoire à l'aide de l'appareil plâtré confectionné à cet effet.

„ J'estime — en tenant compte particulièrement de cette circonstance qu'un grand nombre de mes patients avaient dépassé la quarantaine — que les résultats obtenus par la mobilisation précoce sont sensiblement supérieurs à ceux que donne l'immobilisation prolongée, pratiquée encore par la plupart des médecins allemands. „

M. Bardenheuer, de Cologne, insiste, après M. Jordan, sur l'importance d'une mobilisation très précoce des membres fracturés; il dit obtenir les meilleurs résultats en combinant cette mobilisation précoce avec l'extension permanente.

M. Stolpir, de Breslau, dit ensuite au Congrès que le traitement des fractures par la mobilisation précoce et le massage, tout en étant en Allemagne beaucoup plus couramment employé que ne paraît le croire M. Jordan, devrait être utilisé cependant plus souvent encore, afin de diminuer dans la mesure du possible la durée de l'incapacité au travail.

Actuellement, le massage des fractures, du moins pour le poignet, n'a pas encore acquis le crédit d'un moyen sans conteste. Il y a des récriminations, même de la part de ceux qui l'emploient ; mais ce ne sont plus des critiques de principes, ce sont des reproches relatifs au mode d'emploi.

Si on veut le monopoliser à l'exclusion de toutes les autres ressources de la chirurgie, on constate qu'à lui seul le massage est insuffisant à guérir les fractures en étoile et généralement les mauvais cas de fractures du poignet.

La preuve qu'il ne faut pas renoncer à guérir complètement les fractures des os du carpe a été donnée récemment par M. Nion (90). Cet auteur en rapporte onze cas, dont dix fractures du scaphoïde et une du semilunaire; dans tous les cas, la fracture siégeait vers le milieu de l'os, on l'a constaté par la radiographie. Neuf de ces blessés ont complètement guéri. Deux seulement ont vu leur blessure se terminer par une incapacité permanente partielle de travail.

Si on prétend assimiler le massage d'une fracture du poignet à une " banale friction „, on méconnaît autant les principes scientifiques de la chirurgie que les méritoires difficultés de la pratique de cet art très complexe.

C'est le cas d'imiter Malgaigne, lorsqu'il réédite, dans les œuvres d'Ambroise Paré, un " canon chirurgique „ supprimé en 1579. Il le rétablit d'après l'édition de 1575. L'office du bon médecin est jugé par l'auteur avec la désinvolture d'un praticien qui n'est pas de la Faculté :

> Cil qui est expérimenté
> Besongne bien plus à seurté
> Que celui qui a grand science
> Et n'a aucune expérience (91).

Il faut bien le répéter, à propos de la pénible et difficile pratique du massage, lorsqu'on lit une observation encore récente :

Observation (H. Géraud ; Société de médecine et de chirurgie pratiques. Paris, 8 octobre 1903). — L'auteur présente à la Société un jeune homme, sur lequel il a dû pratiquer une abrasion de cal exubérant et une ostéotomie pour une fracture du radius vicieusement consolidée. La déformation était telle que bien qu'avec des mouvements suffisants, elle avait fait refuser, par une commission d'engagement volontaire, le blessé, qui était candidat au grade de mécanicien dans la marine. " Point n'est besoin de dire que, si le blessé s'était livré aux soins d'un empirique, nous n'aurions pas relevé ce fait, banal en lui-même ; mais il en avait été tout autrement pour lui. Immédiatement après l'accident il s'était rendu dans un hôpital de l'assistance publique ; là, on avait pratiqué la réduction ; puis, sans placer d'appareil, on avait massé la région traumatisée. La consolidation s'était faite à la vérité, mais dans des conditions telles que ce jeune homme voyait fermée définitivement devant lui la carrière dans laquelle il ambitionnait d'entrer, si la chirurgie active n'était venue à son secours (Géraud). „

M. L. Monnier, de Paris, ajoute ces réflexions : " Voici donc un cas, après beaucoup d'autres, où le massage seul a eu un résultat lamentable, alors qu'il est préconisé de nos jours comme unique traitement d'un bon nombre de fractures, dont notamment celle qui nous occupe (92). „

Et M. L. Monnier insiste : " Ce contre quoi nous nous élevons avec force, c'est contre l'abus de la massothérapie dans les fractures avec déplacement. „ Et c'est vrai ; le massage ne peut pas suffire : il faut y ajouter les bandages, parce que la réduction n'est pas définitive, lorsqu'elle n'est pas rendue fixe par la contention. Les deux sont nécessaires pour supprimer définitivement la difformité par déplacement.

Parmi d'autres, M. Paul Delbet a pris parti contre le massage primitif et exclusif : « On a soutenu, écrit-il, que, la fracture bien réduite, la méthode, qui laisse le membre sans appareil et traite la fracture uniquement par le massage, donne les meilleurs résultats au point de vue de la mobilité ultérieure du membre.

„ Cette pratique ne m'a jamais donné de bons résultats et j'estime qu'une immobilisation de huit jours doit précéder le massage (93). „

« Voilà donc les conditions qu'il importe de réunir pour étudier la médecine, voilà la connaissance approfondie qu'il faut en acquérir, si l'on veut, parcourant les villes (pouvoir y pratiquer), être réputé non seulement médecin de nom, mais encore médecin de fait ... (Hippocrate, *La Loi*.)

„ ... L'impéritie est un mauvais avoir, un mauvais fond pour ceux qui la portent jour et nuit avec eux ; étrangère à la confiance et au contentement, elle nourrit la timidité et la témérité ; la timidité qui décèle l'impuissance ; la témérité qui décèle l'inexpérience.

„ Il y a, en effet, deux choses : savoir, et croire savoir ; savoir, c'est la science, et croire savoir, c'est l'ignorance.

„ Mais les choses sacrées ne se révèlent qu'aux hommes sacrés ; et il est interdit de les communiquer aux profanes, tant qu'ils n'ont pas été initiés aux mystères de la science (94). „.

Au XX⁰ siècle il n'est pas plus question de secret qu'au XIX⁰ ; il faut même divulguer ceux qui restent à décrire : c'est le bien commun de l'humanité (Guermonprez).

Dans le traitement des fractures du poignet et de l'avant-bras, le massage et la mobilisation tiennent une place importante ; mais ce sont des moyens difficiles à employer, surtout dans les mauvais cas. Ainsi s'expliquent les vicissitudes du dénigrement et de l'enthousiasme à travers cette longue histoire et encore de nos jours. Il est de sagesse élémentaire d'écarter le parti-pris et d'en pratiquer l'usage selon les données scientifiquement acquises et sans dédaigner les autres soins qu'y ajoute la dextérité de chacun dans la mesure utile et selon le détail qu'y révèle la variété de la clinique.

C'est encore un texte d'Hippocrate qui retrouve ici sa place après tant de controverses et de contradictions. On le connaît moins que celui du serment, il est intitulé *La Loi* :

" La médecine est de toutes les professions la plus noble ; et cependant, par l'ignorance et de ceux qui l'exercent et de ceux qui la jugent à la légère, elle est dès à présent reléguée au dernier rang.

„ Un aussi faux jugement me semble provenir principalement de ce que la profession médicale seule n'est, dans les cités, soumise à aucune autre peine qu'à celle de la déconsidération. Or la déconsidération ne blesse pas les gens qui en vivent...

„ Ces gens ressemblent beaucoup aux figurants qu'on fait paraître dans les tragédies. De même que les figurants ont l'apparence, l'habit et le masque d'acteurs sans être acteurs ; de même parmi les médecins, beaucoup le sont par le titre, bien peu le sont par le fait.

„ Celui qui est destiné à acquérir des connaissances réelles en médecine a besoin de réunir les conditions suivantes : dispositions naturelles, enseignement, lieu favorable, instruction dès l'enfance, amour du travail, longue application. Avant tout, il est besoin de dispositions naturelles. Tout est vain quand on veut forcer la nature ; mais, quand elle met elle-même dans la meilleure voie, alors commence l'enseignement de l'art que l'élève doit s'approprier par la réflexion ; l'élève pris dès l'enfance et placé dans un lieu propre à l'instruction ; il faut, en outre, consacrer au travail un long temps, afin que l'enseignement, jetant de profondes racines, porte des fruits heureux et abondants.

„ Telle, en effet, est la culture des plantes, tel, l'enseignement de la médecine. Notre disposition naturelle, c'est le sol ; les préceptes des maîtres, c'est la semence ; l'instruction commence dès l'enfance, c'est l'ensemencement en saison convenable ; le lieu où se donne l'instruction, c'est l'air ambiant, où les végétaux puisent leur nourriture ; l'étude diligente, c'est la main-d'œuvre ; enfin, le temps fortifie toute chose jusqu'à maturité. „

———

NOTES

(1) Que le massage et la mobilisation se trouvent enchevêtrés, cela se rencontre en toute circonstance et en tout pays. Quand on veut poursuivre une distinction absolue entre les deux, on risque de tomber dans les controverses futiles, pour ne pas dire byzantines.

Après avoir lu les divers écrits sur la gymnastique de Ling, le Suédois, puis d'autres par Barend, Georgii, Dally et Meding (GAZETTE DES HÔPITAUX, Paris, 1862, n° 92), M. J. Estradère est resté convaincu que Ling n'a rien ajouté à la gymnastique des anciens, si ce n'est deux nouvelles dénominations: celles de mouvements actifs-passifs et de passifs-actifs que les anciens nommaient simplement mixtes, ou actifs et passifs à la fois.

Puis, il continue : " Les fauteurs de Ling n'ont, dit-il, pas même respecté ces dénominations. Ils les ont changées, avec raison, pour celles de mouvements doubles concentriques et doubles excentriques. Réduite à cette innovation, la gymnastique suédoise ne mérite pas le nom d'une méthode nouvelle. Tout au plus si l'on doit ajouter à la gymnastique commune ces nouvelles dénominations de certains exercices. „ M. J. Estradère ajoute encore (2ᵉ édition, Paris, 1884) une citation de Barend : " On peut rapporter aux mouvements passifs et actifs, déjà connus des anciens, les mouvements doubles qui caractérisent la gymnastique suédoise. Ce serait fort injustement que la méthode de Ling fît méconnaître les grandes et immuables vérités mises en lumière par les travaux de tant de siècles, alors que tous les meilleurs auteurs, qui ont étudié et pratiqué la gymnastique, ont appuyé leurs principes sur ces vérités. Ce que la gymnastique suédoise nous offre de vrai sous ce rapport n'est pas chose nouvelle. „ Cette citation est donnée par M. Estradère pour une " critique sévère, mais juste „.

Selon lui, les mouvements semi-actifs des anciens, ou doubles excentriques et doubles concentriques des gymnasiarques suédois sont des *mouvements que le masseur est obligé d'exécuter ou de faire pratiquer* par le patient.

" Le massage fait partie des exercices passifs des anciens : M. Meding l'accepte avec tout le monde. Il reconnaît également que certaines manipulations du massage font partie des exercices semi-actifs des anciens, doubles excentriques et doubles concentriques des gymnasiarques suédois; il ne nous reste qu'à tirer la conclusion, que les médecins des temps hippocratiques en avaient tirée déjà, à savoir que ces mouvements semi-actifs, semi-passifs accompagnés de pressions et de frictions, ne sont autre chose que la véritable pratique du massage. D'ailleurs, plus humble que ses fauteurs, Ling indique lui-même le massage dans plusieurs formules de sa cinésithérapie; il ne le confond nullement avec la gymnastique, dont il le distingue, comme les anciens l'avaient fait eux-mêmes. C'est tout ce que je tenais à constater pour le moment afin de prouver d'abord que cette pratique, loin de tomber dans l'oubli, est aujourd'hui plus en vogue que jamais dans les gymnases nationaux de Suède, et, de l'aveu de M. Meding lui-même, il serait devenu un abus dans les établissements de Paris ; ensuite que les gymnasiarques, qui ont continué l'œuvre de Ling, et ce dernier lui-même n'ont pas eu besoin de scinder le massage pour l'appliquer en thérapeutique et pour en constater les effets.. (J. Estradère, *Du massage, son historique, ses effets physiologiques et thérapeutiques,* 2ᵉ édition, Paris, 1884, pp. 17 et 18). „ — Ce qu'on peut retenir de plus clair, en dehors de la question de priorité, c'est que le massage et la mobilisation se trouvent incessamment enchevêtrés : il ne convient pas de les confondie, non plus que de les séparer.

(2) J. Estradère, *Du massage, son historique, ses manipulations, ses effets physiologiques et thérapeutiques,* Paris, 1863, pp. 9, 10 et 15. — Dans sa seconde édition (Paris, 1884), le même auteur relève deux erreurs plus retentissantes. L'une est de Réveil dans son *Formulaire raisonné des médicaments nouveaux ;* l'autre est de Trousseau et Pidoux dans leur *Traité de Thérapeutique et de matière médicale.* Ils ont " confondu la gymnastique suédoise avec le massage „. M. Estradère riposte " que le massage était parfaitement distingué des exercices gymnastiques par les anciens et par Hippocrate lui-même... Ling lui-même, l'auteur de la gymnastique suédoise, n'a pas non plus confondu la gymnastique avec le massage. La cinésithérapie, ou cinésie, n'est que la science des mouvements étudiée par Ling. Cette cinésithérapie n'est qu'une branche des exercices des anciens, développée et savamment perfectionnée. Elle devint une science spéciale, qui a sa connexité avec le massage, mais elle ne peut être confondue avec lui. A son tour, le massage, avec ses manipulations variées et distinctes, exercées par le masseur sur le sujet massé, ne réclame de celui-ci, ni les mouvements faibles d'abord, puis graduellement forts, violents même, et absolument personnels, qui forment l'objet de la cinésithérapie. Il consiste dans des manipulations exercées par une personne sur une autre, dans un but hygiénique ou thérapeutique et ne peut être accompagné d'exercices gymnastiques personnels sans constituer une méthode avortée, contraire à la tradition et à l'expérience. Le massage a ses règles et ses principes. Par eux, il est devenu un agent puissant en thérapeutique et en hygiène. Comme lui, les exercices actifs sont devenus un art qui a ses règles et ses applications. Ne confondons pas deux parties distinctes, qui ont été nettement séparées par les livres hippocratiques et qui n'ont pas été confondues par Ling et ses fauteurs... (J. Estradère, pp. 5 et 6). „

(3) Georges Berne, *Le massage; Manuel théorique et pratique,* Paris, 1894, p. 4.

(4) Le P. Amiot, *Mémoires concernant les Chinois,* t. XIII, p. 210.

(5) Le P. de Prémare, *Recherches sur les temps antérieurs au Chou-king.*

(6) *Livres sacrés de l'Orient; La grande étude,* pp. 155 et 156. Ces curieuses démonstrations des attitudes ont paru tout d'abord dans Dally, *Cinésiologie,* Paris, 1859, d'après une encyclopédie : *San-Tsaï-Tou-Hoeï,* publiée en soixante-quatre volumes vers la fin du XVIᵉ siècle.

(7) Georges Berne, *Le massage ; Manuel théorique et pratique,* Paris, 1894, p. 11.

(8) Théophile Bordeu, *Recherches sur l'histoire de la médecine,* Paris, 1882, pp. 114 et 115. — D'après Théophile Bordeu, " l'empirisme dura dans l'état où Marcel et, sans doute, Ausone l'avaient quitté, jusqu'au temps des Arabes et jusqu'à celui de la fondation des Universités.

„ Celle de Montpellier et celle de Paris devinrent, en France, les deux principaux centres où allèrent aboutir toutes les connaissances médicales ; elles en ressortaient plus ou moins ornées d'une sorte de dogme propre à Galien et aux Arabes et que plusieurs grands hommes cultivèrent avec soin, mais l'empirisme, quoique confondu dans les écoles avec d'autres sectes, marcha presque toujours à l'ordinaire.

„ Il occasionna bien des disputes.

„ Nous trouvons une preuve de ces disputes — c'est-à-dire les efforts que faisaient les dogmatiques scolastiques pour abolir l'empirisme — dans les ouvrages de Riolan le père, médecin de Paris.

„ Il dédia un de ses ouvrages au Parlement de Paris : " Jusqu'à quand, „ écrivait-il, souffrirez-vous que des empiriques marchent tête levée au milieu „ de cette capitale, qu'ils infectent de leurs mauvaises pratiques? „

Cet auteur renouvelait en peu de mots tous les reproches faits autrefois aux empiriques. Personne ne lui répondit. S'il avait eu à faire à quelque empirique fameux, il eût trouvé à qui parler.

" Il osa porter sa passion pour les dogmes de son école au point d'avancer qu'il aimait mieux se tromper avec Galien que suivre une bonne route avec Paracelse, qu'il regardait comme inspiré par le diable. Une tête aussi fougueuse donnait beaucoup d'avantages à ceux mêmes qu'il prétendait combattre.

„ Le Parlement de Paris écouta ces clameurs et sut évaluer un zèle outré : les empiriques restèrent dans Paris et dans les campagnes. On en sentit la nécessité, en gémissant de ses abus et de ses excès, non moins terribles que ceux dans lesquels tombèrent Riolan et ses pareils.

„ Il y eut même beaucoup de médecins de la Faculté, des plus distingués, qui ne renoncèrent point à l'empirisme dans le traitement des maladies.

„ Il n'y a qu'à ouvrir des Houllier, des Duret, des Baillou, pour s'en convaincre. On y trouve, dans la cure des maladies, des remèdes purement et simplement empiriques (*Recherches sur l'histoire de la médecine*, édition de Paris, 1882, pp. 113 et 114). „

L'éternelle querelle n'a pas cessé. Au commencement du XXe siècle, elle a changé de forme et de dénominations : il y a des *dogmatiques* qui se croient fidèles à l'esprit de corps, alors qu'ils s'obstinent dans la routine ; il y a des *convaincus* qui ont observé, étudié et vérifié les faits acquis selon les règles de l'observation et de l'expérience. La vérité scientifique demeure plus haut que de vaines controverses entre contemporains.

(9) M. Alfred Franklin (*La vie d'autrefois, variétés chirurgicales*, Paris, 1894, p. 206) précise la composition de la *Maison du Roi* quant au personnel médical complet : " 8 médecins, 1 apothicaire, 1 aide-apothicaire, 8 chirurgiens-barbiers, 4 barbiers-chirurgiens, 1 rhabilleur ou renoueur. „

(10) *État de la France pour 1692*, p. 95 ; pour 1712, t. I, p. 182. — Cf. Alfred Franklin, p. 207. La même critique d'histoire explique (pp. 203 et suivantes) la synonymie des dénominations de *renoueurs, rhabilleurs, remetteurs, rebouteurs ou bailleuls.*

La famille de Bailleul, d'où sortirent d'éminents magistrats, passait pour avoir reçu du ciel le don de " remettre les os disloqués et rompus... et de leur nom, on appelle tous les remetteurs, des bailleuls „ (Tallemant des Réaux, *Histo-riettes*, t. V, p. 401).

Scévole de Sainte-Marthe fournit sur cette famille de curieux renseignements. Le premier de ses membres dont la mémoire ait été conservée se nommait Jean de Bailleul. Il était abbé de Joyenval et aumônier de Henri II : " Il fit des cures si grandes et si admirables, que toute la cour le considéra comme un homme extraordinaire. „

Il transmit ses secrets à sa postérité, et Nicolas de Bailleul se montra digne de lui : " C'estoit une chose merveilleuse de voir avec quelle douceur et agilité de mains il maniait les os démis ou rompus... Car il pratiquait ces choses si heureusement que, soit que cela procédast de l'agilité de sa main ou de la haute opinion que les malades avoient conçue de son adresse et son expérience, ils n'avoient presque au fort de leur mal aucun sentiment de leur mal mesme. Tous ses remèdes estoient bénins et conformes à la nature ; et il sçavoit le secret d'adoucir et comme assoupir toute sorte de maux sur le point qu'il les traitoit. Avec tout cela, il ajustoit ses bandages si à propos sur le corps des malades et, par de divers tours et retours qu'on ne pouvoit démesler, il serroit si fortement et si doucement encore toutes les parties offencées, que pas une ne se pouvoit ny lascher ny mouvoir qu'à sa volonté. Si bien que, par le moyen de ses ligatures et le souple maniement de ses mains, il tournoit les os... comme il lui sembloit, et les rangeoit finalement où ils doivent estre. Enfin, riche d'honneur et de réputation, il mourut à Paris l'an 1610... (*Éloges des hommes illustres*, traduits en français par G. Colletet, édition de 1664, in-4°, p. 560 ; édition latine, 1630, in-4°, p. 156). „

Michel de Bailleul, président à mortier, chancelier d'Anne d'Autriche et surintendant des finances (mort en 1653) possédait aussi le don singulier dévolu à sa famille (Tallemant des Réaux, t. V, p. 401).

(11) J.-F. Malgaigne, *Œuvres complètes d'Ambroise Paré*, Paris, 1840, II, 300, treizième livre, chapitre IV. Ce chapitre est intitulé : Cure universelle des fractures et luxations. Il est formé d'éléments des éditions de 1564, 1575, 1579 et 1585.

(12) " Article 102. — Il sera fait défenses à tous bailleurs-renoüeurs d'os, aux experts pour les dents, aux oculistes, lithotomistes, et tous autres exerçans telle partie de la chirurgie que ce soit, d'avoir aucun étalage, ni d'exercer dans la ville et faubourgs de Paris aucune de ces parties de la chirurgie, s'ils n'en ont été jugés capables par le chirurgien du Roy ou son lieutenant, et par les quatre prévôts en charge. Sçavoir : les bailleurs et renoüeurs d'os en faisant la légère expérience et payant les droits portés par l'article 123 cy-après ; les experts pour les dents, oculistes, lithotomistes et autres, suivant la forme prescrite par les articles 111 et 112 cy-après, sans que les uns ni les autres puissent former un corps distinct et séparé, ni prétendre au droit d'être agrégés à la communauté des maîtres chirurgiens, ni prendre d'autre qualité que celle d'expert pour la partie de chirurgie sur laquelle ils auront été reçus...

„ Article 111. — L'examen sera fait par le premier chirurgien du Roy ou son lieutenant et les quatre prévôts en charge, en présence du doyen de la Faculté de médecine, du doyen de la communauté des chirurgiens, du receveur en charge, des deux prévôts et du receveur qui en sortent et de tous les maîtres du Conseil, de deux maîtres de chacune des quatre classes, qui seront choisis successivement et chacun à leur tour et de deux desdits experts aussi successivement.

„ Article 112. — Cet examen sera composé d'un seul acte, dans lequel seront lesdits experts interrogés tant sur la théorie que sur la pratique.

(13) Guyot, *Traité des offices*, t. I, p. 567. — Cf. Alfr. Franklin, p. 211.

(14) Après avoir cité les auteurs de l'antiquité (2ᵉ édition, 1884, p. 29), M. J. Estradère ajoute : " On voit que le massage fait partie de la gymnastique et de la thérapeutique des anciens, et qu'il consiste dans les frictions sèches ou avec un corps gras, dans des pressions, des malaxations et dans le raclement de la peau avec les strigiles. Il n'est pas question des mouvements imprimés aux articulations, allant jusqu'à la douleur, comme les a fort bien indiqués Hippocrate.

„ Le pédotribe était, au temps d'Hippocrate, chargé de mouvoir les articulations des enfants; les esclaves frotteurs massaient et frictionnaient... Une fois qu'on s'était livré à ces derniers, on était frictionné, frotté, malaxé, raclé, brossé, essuyé; on était massé en un mot. Le massage faisait partie de leurs frictions. Hippocrate dit d'une manière formelle que par eux les muscles étaient pétris, les articulations étaient pétries et mues selon leurs mouvements propres. Ils connaissaient donc les manœuvres du massage; ils massaient, ainsi que l'a dit Hippocrate dans plusieurs passages. „

(15) Théophile de Bordeu, *Recherches sur l'histoire de la médecine*, édition de Paris, 1882, pp. 122-125.

(16) M. le docteur Vaucaire l'a écrit sans exagération, le maître barbier chirurgien était, par rapport au chirurgien de Saint-Côme, dans la même position que le maréchal-ferrant par rapport au vétérinaire. On honore le savoir du vétérinaire; mais on le connaît peu et on craint qu'il ne prenne trop cher... Dans les grandes circonstances, le modeste praticien s'effacera et conseillera de recourir à un confrère renommé de Saint-Côme; mais combien de fois pareille circonstance se retrouvera-t-elle ? D'ailleurs, les barbiers, dans un but charitable, et aussi pour se faire bien valoir du public, soignent gratuitement les pauvres gens (*Libelle contre les chirurgiens...*, Paris, 1673). Mais ce n'est pas toujours à la catégorie des petits clients qu'ils ont à faire. Comme nous l'apprennent les mémoires du temps, les docteurs régents (de la Faculté de médecine), pour faire pièce à Saint-Côme, amenèrent leurs protégés panser les plaies et soigner les malades de leur clientèle (Vaucaire, *Les barbiers chirurgiens*, L'ÉCHO THÉRAPEUTIQUE, Paris, décembre 1903, p. 269). C'était organiser l'exercice illégal de la chirurgie!

M. J. M. Guardia est encore plus dur dans son appréciation de la Faculté de médecine : " La Faculté, au rebours, infatuée de son autorité traditionnelle, est beaucoup plus intolérante que l'ancienne Sorbonne. Peu s'en faut qu'elle se croie infaillible. Appuyée sur les apothicaires, qu'elle enrichit par ses ordonnances incendiaires et monstrueuses; sur les barbiers, qu'elle protège en haine des chirurgiens, elle entend régner sur la médecine, sans s'inquiéter des découvertes et des acquisitions nouvelles...

„ Quand les chirurgiens obtiennent à être réintégrés dans leurs droits et redeviennent maîtres chez eux, elle (la Faculté) se rend en corps au Collège de chirurgie, avec le doyen et les massiers en tête du cortège, pour sommer ses esclaves affranchis de rentrer dans le devoir.

„ On croit que Molière a forcé la note. Erreur ! Si Molière, qui travaillait sur es notes que lui fournissaient deux médecins de ses amis, Mauvilain et Liénard, avait voulu user de tous ses avantages, il eût pu rendre la Faculté odieuse. Il se contenta de la couvrir de ridicule (J. M. Guardia, *Histoire de la médecine, d'Hippocrate à Broussais et ses successeurs*, Paris, 1884, pp. 308 et 309). „ — C'est démontré avec de curieux détails dans *Les Médecins au temps de Molière, mœurs, institutions, doctrines*, par Maurice Raynaud (2e édition. Paris, 1863).

C'est toujours le même accent de déontologie professionnelle.

Non moins jaloux de leur considération scientifique que de beaucoup d'autres prérogatives, les docteurs régents répudient énergiquement toute compromission qui pourrait entacher leur dignité. Ils ne pratiquent jamais l'art chirurgical; mais ils le cultivent en tant qu'il est en accord complet avec la science qui est la leur.

L'histoire n'a pas maintenu la confusion entre une science qui est bien à eux et la science qui est à tout le monde.

(17) Théophile de Bordeu, *Recherches sur l'histoire de la médecine*, Paris, 1882, p. 119.

(18) Théophile de Bordeu (*Recherches sur l'histoire de la médecine*, Paris, 1882, pp. 122-124) fait " une réflexion qui se présente assez naturellement au sujet de ces médecins, si fort au-dessus de leur besogne et qui voient si clair dans le corps humain.

„ S'ils étaient tous parfaitement d'accord, ils pourraient espérer de donner des lois aux hommes et de poser les fondements d'une théorie et d'une pratique invariables. Ils pourraient se flatter d'assujettir tous les jeunes médecins à une manière déterminée d'exercer la médecine, et le public à ne se laisser médicamenter que suivant les règles reçues. Ce serait le moyen de rappeler peu à peu cette loi des Égyptiens, qui fixait et déterminait sans réserve tous les médecins à une pratique particulière. Mais cette violence ne s'accorde pas avec la douceur et la sagesse de nos lois.

„ Une pareille société de médecins n'est qu'imaginaire; ceux qui la conçoivent comme possible, ou qui peut-être en désireraient l'existence, ne sont que tolérés par la justice, de même que toutes les autres classes des médecins...

„ Un médecin-mécanicien trouva un jour trois jeunes gens et, sans les saluer, ni leur parler autrement, il s'arrêta avec eux. Après les avoir considérés attentivement, il dit à l'un d'eux : " Vous avez l'âcre enveloppé dans le visqueux „; à l'autre : " Votre sang erre dans les vaisseaux capillaires „; et au troisième : " Vos globules sanguins roulent languissamment et noyés dans beaucoup d'eau. „

„ Voilà comment et dans quel sens ce médecin jugeait des malades d'après ses principes.

„ C'est ainsi à peu près qu'il faut marcher dans cette secte. C'est du moins la route qui a été tracée par des médecins, même d'un mérite distingué : et c'est d'après de pareilles décisions, qu'on a souvent jugé qu'un homme était grand médecin, qu'il était né médecin, qu'il lisait dans l'intérieur du corps.

„ Quelle activité, quelle confiance, quelle vigilance tous ces principes ne doivent-ils pas inspirer aux médecins qui les ont adoptés ! „

(19) " Dans sa marche lente et circonspecte, il se borna à féconder, par ses méditations, les vérités déjà connues : mais l'enthousiasme était aussi éloigné de son caractère, qu'il savait peu l'exciter chez les autres. „ — Il est difficile de mieux faire entendre combien le Collège de chirurgie était en situation d'infériorité dans sa lutte contre la Faculté de médecine, à cause du contraste des caractères entre les deux hommes qui étaient aux affaires.

A la distance d'un siècle ou deux, il est facile de voir que la médecine avait tort et que la chirurgie avait raison ; mais quelle différence entre les chefs de part et d'autre ; la Faculté de médecine avait un doyen préparé à toutes les formes des combats ; le Collège des chirurgiens avait à sa tête un méditatif, lent et circonspect, docile et soumis ; et c'était le temps où se préparaient les plus profonds bouleversements !

(20) Et la biographie continue : " Combien fut douce et paisible la carrière de Sabatier comparée à celle de Desault ! Celui-ci, entouré de rivaux et d'ennemis, qu'il accablait de sa célébrité, faillit devenir leur victime ; l'autre n'excita jamais l'envie : la fortune fut pour lui prodigue de dons et toujours sans rigueur ; elle l'accompagna, pour ainsi dire, au delà de la tombe, en faisant consacrer sa gloire par la voix éloquente d'un ancien compagnon de travaux... (p. 558).

(21) L'opinion de Bordeu lui-même (*Recherches sur l'histoire de la médecine*, Paris, 1882, p. 128) est bonne à rappeler ici :

" Galien fut sans doute plus dogmatique qu'Hippocrate : il tenait moins à l'empirisme. Il réussit mieux qu'Asclépiade à détruire ou confondre les sectes qui avaient partagé la médecine ; et l'empirisme fut mêlé avec le dogme...

„ Galien était-il plus grand médecin qu'Asclépiade et même que les empiriques ou les méthodistes connus? J'en doute. Fit-il un bien plus réel à la médecine qu'Asclépiade et que ces mêmes empiriques et méthodistes? Je ne le crois point.

„ Je pense, au contraire, qu'il chargea la médecine de mille futilités, qu'il arrêta ses progrès, qu'il l'enterra dans un bourbier dans lequel prirent naissance des nuées d'insectes rongeurs, et duquel sortit dans la suite la poussière de l'école. Je pense, en un mot, que l'empirisme et la méthode, et même la manière d'Asclépiade, dureront encore, lorsque Galien sera connu, comme ces anciens conquérants qui ont donné occasion à mille meurtres.

„ Les médecins diront : " Dieu nous garde d'un Galien et surtout de son „ armée pédante et burlesque!... „

„ Vous entendez pourtant tous les jours des lambeaux de ces chansons gothiques de l'ancienne école péripatéticienne ou galénique : Nous suivons, vous dira-t-on, Hippocrate et Galien ; la doctrine de ces grands hommes s'est perpétuée jusqu'à nous ; nous sommes leurs imitateurs, leurs enfants et leurs disciples. Répondez courageusement : Cela n'est pas vrai ; vous voulez le faire croire au monde, parce que vous n'osez point attaquer ces anciens médecins, comme quelques-uns des vôtres l'ont fait.

„ Ils ont traité Hippocrate et Galien avec mépris, et ils les regardent, suivant l'expression à jamais mémorable de Chirac, comme des maréchaux-ferrants. »

(22) Au XX⁰ siècle, on ne sait plus aucun gré à la Faculté de médecine de Paris d'avoir soutenu avec tant d'âpreté les privilèges et prérogatives de la profession. Les syndicats modernes n'ont cependant pas innové le système ; ils l'ont simplement couvert des mots : *déontologie médicale.* On est d'autant plus étonné de rencontrer, sous la plume de M. J. Noir, ce curieux propos : " Le Jardin du Roi, depuis 1644, faisait à la Faculté une terrible concurrence. Malgré les épigrammes de Gui-Patin, il servait d'école aux médecins du Roi ; il s'était librement développé et avait acquis dans le monde une renommée qui éclipsait la vieille Faculté, *empêtrée de ses traditions et de ses antiques préjugés.* „ (J. Noir, PROGRÈS MÉDICAL, Paris, 12 décembre 1903, p. 481.) — Ce serait encore bien plus curieux, si on reprenait l'histoire de Théophraste Renaudot, lorsqu'il a voulu fonder une Faculté libre de médecine à Paris ; il avait l'appui du cardinal-duc de Richelieu, Évêque de Luçon, premier ministre du Roi..— Dans tous les temps, la médecine a besoin d'une sage mesure de liberté pour renverser les entraves, dont les plus puissantes sont les préjugés des médecins eux-mêmes.

(23) Pour avoir du massage, il ne suffit pas du mot, il faut du personnel, qu'on peut former, mais qu'on n'improvise pas. Au dire d'Estradère (p. 11), " peut-être est-ce faute de gens capables de le pratiquer que les médecins le prescrivent rarement ; car je n'oserais dire qu'ils ignorent ce moyen thérapeutique, qui n'est pas cependant de création récente, et que tous les rebouteurs, dames blanches, souffleuses d'entorses, mettent tous les jours en pratique ! Sans doute, si son origine n'était pas aussi ancienne que celle des exercices de gymnastique eux-mêmes, il serait moins ignoré. Et pourtant, il n'est pas d'auteur ancien ou moderne qui ne mentionne le massage comme donnant des effets vraiment merveilleux !... „ Mais il ne suffit pas d'avoir du personnel ; il faut obtenir que chacun prenne le soin de pratiquer le massage avec patience et dextérité et qu'il ne craigne ni la peine, ni la fatigue.

(24) M. J. Estradère se garde bien de heurter les préjugés de ses contemporains ; mais la *peur du mot* ne lui a pas échappé :

" On peut voir que Tissot fait pétrir, malaxer, mouvoir et frictionner dans les entorses et l'ankylose. Or, toutes ces manœuvres sont les parties constituantes et essentielles du massage. Il est regrettable que Tissot n'ait pas prononcé ce mot ; mais je crois qu'il ne peut faire de doute pour personne qu'il a eu en vue le massage (2ᵉ édition, 1884, p. 42). „

(25) " La plupart des médecins et chirurgiens jouissent de la meilleure santé. A quoi faut-il l'attribuer ? Aux remèdes qu'ils font, au régime qu'ils tiennent ? Ils n'ont le temps ni de faire des remèdes, ni d'observer de régime ; mais ils sont continuellement en mouvement ; ils vont et viennent sans cesse, montent et descendent, *l'action est l'âme de leur santé,* dit le docteur Andry : *Attende etiam quam prospera valetudine utantur plerique medici, euntes atque redeuntes, ascendentes ac semper itantes* (Nicol. Andry, *Quest. med. an precipua valetud. tutela excitatio,* 1741). „ — Il faut éprouver un bien impérieux besoin d'une citation pour se contenter de si peu. Il paraît que c'était suffisant !

(26) Il s'agit de l'inoculation de la petite vérole, pratiquée en 1756 à Paris sur la personne du Duc de Chartres.

(27) Dans son admiration, Tissot ajoute : " Quand on a des connaissances aussi profondes que M. Tronchin, on voit que, dans bien des cas, la bonne médecine n'est pas tant l'art de faire des remèdes, que celui d'apprendre à s'en passer (pp. 12 et 13). „

(28) Le Comité d'instruction publique de la Convention nationale a rédigé un plan général de l'enseignement dans l'École de santé de Paris, constituée le 4 décembre 1794 (14 frimaire an III). Il n'y a que huit articles...

" Article 6. — Joindre les travaux de notre siècle aux travaux des siècles qui l'ont précédé, pour augmenter le dépôt qu'ils nous ont transmis, soit en confirmant par d'utiles expériences l'avantage des moyens employés jusqu'à ce jour, *soit en dévoilant les erreurs que l'autorité des temps avait fait respecter*, soit en tâchant, par de prudents essais, de remplir les nombreuses lacunes de la thérapeutique (A. Carlier, *Le centenaire de la Faculté de médecine de Paris*, Paris, 1896, p. 10). „

(29) Maurice Raynaud, *Du scepticisme en médecine*, Congrès international des sciences médicales, Londres, 3 août 1881.

(30) Bon Dupuytren, *Leçons orales de clinique chirurgicale*, Paris, 1839, t. I, pp. 24-26.

(31) " A côté des épanchements qui se font à l'intérieur des articulations à la suite de l'immobilité parfaite, et comme ayant avec eux des connexions intimes, on doit mentionner l'injection des synoviales. Teissier l'a observée dans tous les cas, sans exception, où il a pu faire l'ouverture des cadavres. Cette injection ne se fait pas d'une manière égale dans toute l'étendue de la séreuse articulaire ; elle existe surtout dans ces *replis* que les *synoviales* présentent normalement et qui ont une apparence frangée. Ces replis deviennent **gonflés**, d'un rouge plus ou moins foncé : ils sont comme imbibés par une *hypérémie passive*.

L'exhalation séro-sanguinolente et l'injection des synoviales sont les deux premiers degrés des effets produits par l'immobilité. On les rencontre toujours dès que les articulations sont matériellement altérées, et jamais elles ne manquent quand il existe de *fausses membranes*. Ces dernières ne s'observent qu'assez rarement à la suite de l'immobilité. Dans tous les cas où Teissier les a observées, elles étaient déjà pénétrées de vaisseaux et adhéraient aux surfaces cartilagineuses. Leur existence paraît démontrer que le repos, longtemps prolongé, peut amener dans les jointures des *lésions de nature inflammatoire ;* car il est assez difficile de comprendre la sécrétion de lymphe plastique sans travail phlegmatique (Amédée Bonnet). „

(32) La rougeur pointillée des cartilages est-elle un signe incontestable de leur inflammation ? Tout d'abord on est tenté de répondre par l'affirmative, parce que la rougeur, suite d'imbibition, est habituellement uniforme par teinture ; mais, si l'on réfléchit que cette forme de rougeur, produite par imbibition, appartient aux cas où le cartilage a conservé sa structure normale, et qu'il peut très bien se faire que, devenu velouté, il prenne une rougeur ponctuée lorsqu'il est mis en rapport avec du sang, on verra qu'il n'est point démontré rigou-

reusement que les cartilages injectés de sang ne soient pas colorés par simple imbibition.

« L'érosion des cartilages à la suite de l'immobilité présente aussi des aspects bien divers. Ainsi, le cartilage peut être seulement *dépoli*, un peu *rugueux ;* d'autres fois, la surface est *très inégale* et comme *chagrinée;* enfin, dans quelques cas, il présente des *pertes de substance* ayant la ressemblance la plus parfaite avec des *ulcérations*(Teissier). „ En étudiant ces *ulcérations*, Am. Bonnet s'est assuré qu'elles étaient superficielles, qu'elles marchaient de la face libre à la face adhérente des cartilages, et que celle-ci pouvait n'avoir éprouvé aucune lésion et conserver avec l'os les rapports les plus intimes.

(33) Am. Bonnet, *Traité des maladies des articulations*, Lyon, 1845, t. I, p. 67.

(34) Am. Bonnet n'avait pas le tempérament combatif. Les biographes le représentent « avec la dignité du sage et la foi du chrétien „. Ainsi s'explique la réserve de son langage lorsque, le 16 août 1858, il fit une dernière communication (il est mort le 1ᵉʳ décembre 1858) à l'Académie des Sciences de Paris : « Les vingt années qui viennent de s'écouler ont vu naître un grand nombre de travaux remarquables sur les maladies graves des articulations. Le traitement de ces lésions, si longtemps négligées, s'est enrichi de méthodes qui ont augmenté considérablement les ressources de l'art... La science a donc besoin de nouveaux principes qui, s'ajoutant aux principes déjà découverts, permettent de compléter le cadre, cependant déjà très étendu, des médications utiles. „ Et Am. Bonnet présente comme « presque entièrement nouvelles „ deux méthodes, dont l'une est le *redressement immédiat des difformités dans les tumeurs blanches.*

Il est curieux de lire avec quelle courtoisie il démontre comment « le secret du redressement immédiat est dans l'assouplissement préalable „ malgré la pratique contraire de Dieffenbach à Berlin et de Palasciano à Naples (J. Garin, *Nouvelles méthodes de traitement des maladies articulaires par Am. Bonnet,* 2ᵉ édition, Paris, 1860, pp. 5 et 6). — Amédée Bonnet donne la mesure d'une humilité qu'on ne trouve plus chez les contemporains, lorsqu'il parle de ses insuccès à la tribune de l'Académie des Sciences : « Je ne dis pas que je me sois toujours mis à l'abri de ces fautes, ou que j'aie toujours prévenu ces accidents.. Un pareil succès ferait supposer que des opérations aussi complexes ont été créées de toutes pièces et exécutées sans incertitude et sans erreur, ce qui est impossible. Mais ce que je puis assurer, c'est que les accidents dont je parle sont très exceptionnels ; ils dépendent des fautes imputables à l'artiste, non à l'art (p. 14). „ — Amédée Bonnet se montrait sincère; il ne se diminuait nullement : « Dès l'année 1840, je rendais sans retard une bonne direction aux jointures déformées dans les arthrites aiguës; et je trouvais, dans ce redressement et cette immobilité, le plus sûr moyen de calmer les phénomènes inflammatoires. Mais je ne réussissais, à cette époque, que dans les lésions récentes, sans traces d'adhérences solides.

„ Depuis, j'ai appliqué ce mode de redressement aux pieds-bots par rétraction musculaire, aux difformités rachitiques des genoux, aux ankyloses fibreuses, enfin aux tumeurs blanches rhumatismales ou scrofuleuses en voie d'accroissement ou de résolution, quel que fût le siège de la maladie, au pied, au genou, au coude ou à la hanche (pp. 11 et 12). „

(35) Parmi d'autres moules en plâtre, Amédée Bonnet a montré celui d'un homme de 35 ans atteint d'un pied-bot *(varus équin)* avec cambrure très " contournée „.

L'infirmité datait de l'âge de 15 ans et elle était compliquée d'une plaie dorso-externe. " ... En voyant ce malade en juin 1857, dit Am. Bonnet, j'éprouvai une grande commisération et une grande incertitude. D'un côté, j'étais effrayé rien qu'à l'idée de redresser un pied si difforme, dont toutes les pièces semblaient ankylosées les unes avec les autres et qui conservait depuis vingt ans sa direction vicieuse. Je me rappelais les insuccès que j'avais éprouvés lors des débuts des sections tendineuses, quand j'avais abordé des opérations analogues, quoique moins difficiles. D'un autre côté, je me représentais le désespoir de ce malade, encore plein de jeunesse et de vigueur, si je venais à lui déclarer qu'il n'avait aucune chance de sortir du lit de douleur dans lequel il languissait depuis si longtemps. Je repassais aussi dans mon esprit *toutes les ressources nouvelles* dont je pouvais disposer, les sections sous-cutanées prolongées jusqu'aux os, la rupture des ankyloses, le redressement immédiat, le bandage amidonné. Ces motifs de crainte et d'espérance furent agités dans une consultation ; et je rentrai auprès du malade toujours incertain sur le parti à prendre : je craignais d'accabler par mon refus un homme déjà trop éprouvé ; et je ne voulais pas m'engager témérairement dans une entreprise impossible. Obligé cependant de parler, je commençai par exposer au malade toutes les difficultés, que présenterait la cure de son infirmité : " Si l'on tente cette „ entreprise, lui dis-je, il vous faudra au moins six mois de traitement. „ A ces mots, qui renfermaient dans ma pensée un motif indubitable de découragement, le malade se jeta à mon cou et m'embrassant avec effusion : " Il ne faut que six „ mois, dit-il, six mois! Mais ce n'est rien pour un homme qui souffre depuis „ vingt ans! Je vous donne un an, deux ans si vous le voulez. „ En présence d'une résolution aussi ferme, toutes mes incertitudes cessèrent, et nous fixâmes au lendemain l'opération qu'appelait avec tant d'impatience celui qui devait en être le sujet... Je pratiquai d'abord la section des tendons et des muscles dans toutes les parties rétractées. Ces sections furent au nombre de quatre ; et trois comprirent toutes les parties molles situées entre la peau et les os, au-dessous de la malléole interne, à l'union de l'avant-pied et de l'arrière-pied et à l'origine des orteils. Toutes les adhérences osseuses furent ensuite rompues. On entendit, dans toutes les jointures, des craquements... et le pied put être redressé à un degré assez voisin de sa direction normale. Le bandage amidonné, fortifié par des treillis en fil de fer, fut laissé en place pendant deux mois, sauf quelques réapplications rendues nécessaires par la propreté. Au bout de ce temps, on passa à l'usage des appareils de mouvement (pp. 25-28). „

Ce sont les appareils de mécanothérapie d'Amédée Bonnet. " Trois mois après l'opération, le pied avait une rectitude complète ; il reposait sur sa base, et toutes les plaies étaient cicatrisées... Pendant un an, le malade n'a cessé de faire usage de ses appareils de mouvement matin et soir; et toujours il a maintenu par des tuteurs la bonne direction de son pied. Aussi, il marche depuis huit mois, avec autant de fermeté et pendant aussi longtemps que s'il n'avait jamais éprouvé la moindre lésion (pp. 310). „ — Ceux qui n'ont jamais participé à des scènes aussi pathétiques n'ont pas goûté la joie de guérir dans ce qu'elle a de profondément pénétrant; ils n'ont pas senti la dignité particulière que le guéri confère à son guérisseur ; ils ne peuvent pas comprendre comment on peut se trouver très au-dessus des mesquines querelles d'un clan, d'une coterie, ou d'une bande tapageuse, d'autant plus prétentieuse qu'elle ignore davantage.

(36) " L'immobilité des articulations, depuis si longtemps recommandée, est menacée d'être détrônée par Am. Bonnet. Il ne veut même pas que le repos au lit soit du repos pour les jointures. J'avoue que ceci me paraît un sophisme si évident, ou du moins une si grande exagération, que j'ai à peine le courage de faire remarquer qu'une position que le malade change instinctivement, quand elle finit par le fatiguer un peu, ne saurait être raisonnablement condamnée. Une contention et une compression modérée par un bandage quelconque, qui soulage le malade, me paraissent aussi très convenables tant qu'elles soulagent. Amédée Bonnet, qui a peu de confiance dans le repos, beaucoup dans le mouvement, et le mouvement des jointures en particulier, est, jusqu'à un certain point, conséquent dans l'*enthousiasme qu'il manifeste pour le massage* et les manœuvres aveugles des rebouteurs. Mais le nombre des observations positives et constatées qu'il invoque me paraît beaucoup trop petit, trop peu concluant; et les manœuvres des ignorants ont été trop souvent suivies de résultats malheureux, pour que je puisse partager ses illusions. Néanmoins, comme il y a quelques observations authentiques de succès, *je suis d'avis qu'on observe, qu'on essaie le massage,* mais sans enthousiasme (Dr N. Gerdy, *Troisième monographie; maladies des organes du mouvement, os, muscles, etc., en général.* Paris, 1855, p. 523). „ — Le Parisien a réussi à faire oublier le Lyonnais.

Mais les écrits de Gerdy sont oubliés à leur tour. Et, sur la question du massage, l'opinion est tellement retournée, qu'on dépasse l'enthousiasme d'antan. On s'emballe !

(37) Dr N. Gerdy, *ibid.*, p. 460.

(38) A cinquante ans d'intervalle, on préconise, même à Paris, une *méthode ambulatoire,* pour le traitement des fractures de jambe, des résections du genou et même des fractures de cuisse. C'est bien la preuve du chemin parcouru pour passer d'un extrême à l'autre dans... le bouleversement de l'opinion.

· Qu'on ait vu des fractures se reproduire des mois, des années après l'accident, il se peut; mais il n'est pas possible d'en tirer argument pour établir des règles d'intérêt général.

(39) Détourner le convalescent de faire usage de son membre, " c'est d'autant plus nécessaire, que les capillaires d'un membre fracturé, ayant perdu, par suite du repos, l'habitude de résister au poids du sang, s'engorgent et laissent le membre s'œdématier. Les membres guéris d'une fracture ont toujours, en outre, plus ou moins de tendance à souffrir par le froid humide ; ils se traitent avec succès comme les douleurs rhumatismales. „ Et Gerdy renvoie son lecteur sur cette question aux tomes I, p. 175, et II, p. 690.

(40) Gazette médicale de Paris, 1841.

(41) En lisant tout, on croit reconnaître que Gerdy était désorienté par un doute profond et qu'il était cahoté entre l'erreur et la vérité à cette époque-là

même où il était le plus systématique. " Les simples raideurs articulaires paraissent dues, dit-il, à la rétraction graduelle des parties molles que les mouvements ne distendent plus. Elles cèdent aux mouvements mécaniques ou passifs de flexion et d'extension alternativement imprimés aux jointures. Aussi doit-on y avoir recours, non seulement après, mais même avant la consolidation des fractures. Il est évident que l'on doit les faire alors de temps en temps, mais avec beaucoup de précaution pour ne pas retarder la formation du cal. „ Cette inquiétude relative au cal est donc une sorte de hantise.

(42) Dr N. Gerdy, *Troisième monographie; maladies des organes du mouvement, os, muscles, etc., en général.* Paris, 1855, p. 461. — On sait d'ailleurs que les exercices de mobilisation étaient plus douloureux à Paris qu'à Lyon, parce qu'ils étaient, à Paris, plus nombreux, plus complets, plus fréquents, sans être suivis du repos systématique par une immobilisation de courte durée.

Pour que les malades se prêtent à la manœuvre, il faut à tout prix que celle-ci soit aussi acceptable que possible. Quand la douleur est réduite au *minimum*, ce n'est plus une torture; c'est un sacrifice pour aboutir à une guérison !

(43) *Ibidem*, p. 407. — On peut juger par ces expressions du ton des polémiques de l'époque. Il n'y a aucun nom, ni aucune désignation. Mais il y avait des chirurgiens auxquels on appliquait le mot, à tort ou à raison. La crainte de se trouver atteint par les injures a déterminé la foule des timides à se ranger du côté de Gerdy. Il n'était d'ailleurs pas le seul de son temps à se permettre des violences de langage pour couvrir la faiblesse d'une argumentation qui n'a convaincu personne.

(44) Gerdy énumère (III, p. 358) *les fautes* de régime " ou de traitement qui troublent la marche des fractures : l'*indocilité* de beaucoup de malades qui ne peuvent s'astreindre à un repos continu et qui se livrent à des attitudes et à des mouvements divers; l'*ignorance* et surtout la *négligence* du chirurgien (c'est Gerdy qui souligne), qui ne surveille pas avec assez de soin la marche de la fracture, qui néglige de renouveler assez fréquemment les pansements contentifs; une activité téméraire, qui le fait tomber dans l'excès opposé, peuvent aggraver la marche d'une fracture, d'une section d'os, et en retarder, ou en empêcher la consolidation... „ De nos jours, on ne l'écrit plus : mais on n'en pense pas moins; et on le dit parfois avec une dureté peut-être moins justifiée.

(45) Dr N. Gerdy, III, pp. 523 et 524. — Quand on se pique d'être rationnel dans ses choix, on ne se préserve pas toujours des lacunes graves dans son propre raisonnement. De nos jours, on fait encore le parallèle entre le massage et les cataplasmes; mais ce n'est plus du même côté qu'on trouve des " succès bien supérieurs „.

Quand on voudra reprendre la sage mesure, on reconnaîtra que ces deux moyens ne sont pas comparables et que les indications de l'un ne conviennent pas à l'autre.

Au temps de Broussais, l'inflammation répondait à tout; et les masses de succès pouvaient tenir lieu d'arguments. Aucun massage ne pouvait trouver grâce pendant la période de ces discussions trop passionnées.

(46) Malgaigne, *Éloge prononcé à l'Académie de médecine* dans la séance

annuelle du 15 décembre 1903 par S. Jaccoud, pp. 15 et 16 du tirage à part des Mémoires de l'Académie.

(47) J.-F. Malgaigne, *Traité des fractures et des luxations*. Paris, 1847, t. I, p. 137.

(48) On s'en est souvenu si peu qu'on a fini par l'*oublier totalement*. — Cinquante ans n'étaient point encore écoulés, qu'à Paris même, un chirurgien s'est acquis la réputation d'un novateur, en pratiquant *la mobilisation* dans le traitement des fractures. Le titre a été une surprise et un succès, lorsqu'en 1895, a paru le *Traitement des fractures par le massage et la mobilisation*, par M. Just Lucas-Championnière ...

Il était temps que s'élevât une réaction contre les abus des appareils plâtrés et contre un système qui transformait l'immobilisation en une routine.

(49) M. J. Estradère commet une petite erreur bibliographique, lorsqu'il continue la citation de J.-F. Malgaigne en ces termes : " Il ne faut cependant pas tomber dans l'extrême ; car il faut toujours avoir présent à l'esprit que l'exercice prématuré du membre, produisant directement la mobilité des fragments, prédispose aux fausses articulations, affection beaucoup plus grave que tous les inconvénients du repos trop prolongé réunis. „ Quand on se reporte selon l'indication bibliographique, au livre de Malgaigne, on n'y trouve pas ce texte, du moins en cet endroit.

(50) J.-F. Malgaigne, *Leçons d'orthopédie, professées à la Faculté de médecine de l'aris*, recueillies et publiées par Félix Guyon et F. Panas. Paris, 1862, p. 61.

(51) On lit dans la *Correspondance* du journal Le Concours médical (Paris, 8 mars 1902) : " Je demande à ce que Le Concours médical examine sérieusement la question des ventouseurs, masseurs et autres individus en *eur*, qui nous font une *concurrence déloyale et auxquels nous sommes assez bêtes d'envoyer des clients*.

„ Le médecin *doit* masser lui-même ; le médecin *doit* appliquer les *ventouses* lui-même, il n'y a pas de fausse honte à avoir ; et seuls ont une fausse honte ceux qui, indignes de soigner leurs semblables, ne veulent point s'occuper des menus détails de la thérapeutique. Je rappelle qu'un jour, en 1820 je crois, Trousseau, étant à dîner dans le Cher, ou dans le Loir-et-Cher, chez le marquis de Béthune, fut appelé auprès d'une jeune femme atteinte de croup et subclaquante *(sic)*. Trousseau fit la trachéotomie avec un canif et il fabriqua une canule avec des balles en plomb et un marteau. Que cet exemple serve un peu aux médecins qui craignent de se salir les doigts, et de s'user le tempérament à soulager la misère humaine. „ *Ce jour-là, le journal ne répond rien.*

(52) L'influence de Malgaigne sur M. J. Estradère semble se retrouver dans ce passage de la *seconde édition* (Paris, 1884, p. 2) : " Ni les auteurs des encyclopédies médicales, ni les auteurs des traités de thérapeutique et de matière médicale n'avaient eu le soin de donner une notion complète de cette matière. Il semble que tous ces auteurs *ont regardé le massage*, ou bien comme un moyen d'une efficacité par trop merveilleuse, ou bien *comme une pratique qui ne mérite pas de faire partie de la matière médicale*.

„ C'est sans doute pour ces motifs qu'ils ne lui accordent qu'une mention dédaigneuse et semblent par là *l'abandonner à des mains indignes de faire partie du corps médical,* les rebouteurs, les dames blanches et les souffleurs d'entorses ...! „ Il y a certainement des médecins et des chirurgiens qui affectent de répéter, avec suffisance, qu'il n'est pas de leur dignité de descendre au rang de simples masseurs ... Leurs jaloux prétendent que cette morgue est un masque destiné à couvrir une gaucherie poussée jusqu'à la maladresse. Et tout dégénère en querelles personnelles.. L'étude scientifique n'a qu'en faire.

(53) Et Malgaigne continue : " Aussi a-t-on le droit de vous raconter : j'avais un enfant boiteux, il ne marchait qu'avec des béquilles, je l'ai conduit à la dame blanche de Châtillon et il est revenu libre de ses mouvements. Ou bien, comme un négociant de mes amis : j'ai eu l'épaule luxée et remise autrefois par un des premiers chirurgiens du temps, elle était restée raide et je ne pouvais me servir de mon bras, cela devait passer avec des bains, que mon chirurgien m'ordonnait, et avec du temps ; mais le mal augmentait, j'ai été voir l'équar-risseur qui m'a complètement guéri ... „

Malgaigne indique, par de pareils propos, que, de son temps, il y avait des chirurgiens qui " négligeaient „ de s'intéresser aux soins consécutifs. Qu'un blessé les consulte parce que l'épaule est raide et parce que le bras a perdu sa valeur fonctionnelle, il n'obtient qu'une réponse évasive. Ce n'est pas la chirurgie, c'est le chirurgien, qui est au-dessous de sa fonction, en rééditant l'éternel cliché " cela passera avec du temps! „

Quand il lui est ainsi notifié qu'il est abandonné par le chirurgien, surtout par un des premiers chirurgiens du temps, le blessé s'adresse où il peut, parce qu'il veut échapper à une infirmité ... et c'est en dehors de la chirurgie qu'il va chercher en désespoir de cause !

Le propos de Malgaigne ne sera point perdu, s'il détermine les chirurgiens à ne se désintéresser d'aucune des ressources de la chirurgie. Au lieu de décou-rager les blessés, ils les retiendront; et ce sera d'autant plus efficace, que ce sera par la puissance salutaire de leur mérite.

(54) Ce propos de Malgaigne n'est guère qu'une boutade. Il ne faudrait pas en exagérer la valeur, en lui attribuant la portée réfléchie d'une définition ou d'un exposé de principes. Le mot *miracle* signifie, dans sa phrase, succès inespéré; c'est encore un fait naturel. Dans la conversation, dans sa phrase, c'est une des expressions hyperboliques : il n'y a pas à y faire intervenir les erreurs philo-sophiques du rationalisme. Une boutade n'est pas une thèse.

(55) Il faut bien reconnaître que, sur de pareilles bases, cette manœuvre d'exploration manque absolument de valeur scientifique.

Qu'elle ait eu son utilité, c'est certain ; mais ce n'est point par surprise qu'il convient de l'appliquer, ni dans la clientèle, ni auprès des victimes des accidents du travail, ni ailleurs. Quand la manœuvre est utile, il faut la proposer : pour la proposer, il faut en établir les indications. L'étude de ces indications est difficile et délicate; elle se trouve dans les écrits d'Amédée Bonnet et dans ceux de quelques autres. Elle n'est pas dans ceux de Malgaigne, c'est lui qui le dit : " Je ne vous donnerai pas l'explication de semblables faits : elle m'est totalement inconnue ! „ (J.-F. Malgaigne, *Leçons d'orthopédie professées à la Faculté de médecine de Paris,* recueillies et publiées par Félix Guyon et F. Panas. Paris, 1862, p. 65).

(56) Il faut cependant *se défendre contre la griserie du succès en médecine*
Théophile de Bordeu le décrit à sa façon au sujet du traitement de la variole
au début par la saignée et les purgatifs (*Recherches sur l'histoire de la médecine*,
édit. de 1882, p. 120) :

" Il n'est point de médecin mécanicien, qui ne soit bien content d'avoir pu,
dès les premiers mouvements de fièvre qui ont précédé la petite vérole, donner
du jour et de la liberté au sang par quelques saignées, adoucir les humeurs par
quelques laxatifs ou par l'émétique.

„ Quel d'entre eux laisse échapper l'occasion de placer, au moindre soupçon
de petite vérole, quelqu'un de ces remèdes préparatoires? On se félicite
toujours, lorsqu'on suit les principes dont il est question, d'avoir rempli ces
préalables importants : on se reproche de ne pas l'avoir fait lorsque, par
hasard, on y a manqué.

„ On est surpris qu'une petite vérole, dans laquelle on a négligé les remèdes
généraux, tourne à bien.

„ C'est une sorte de scandale que cela arrive.

„ C'est un vrai malheur, qu'une de ces guérisons contraires aux règles reçues,
parce qu'une seule guérison, due à une imprudence, ne peut manquer de faire
commettre des fautes essentielles. On est malheureusement porté à en conclure
qu'une méthode qui a réussi seulement par hasard peut ou doit réussir dans
tous les cas.

„ Combien de fois n'a-t-on pas dit — en suivant toujours les mêmes principes —
à des malades guéris par un traitement regardé comme extraordinaire, que leur
guérison causerait la mort à beaucoup de personnes ?

„ Combien de fois n'a-t-on pas essayé de faire sentir aux empiriques que le
plus grand malheur qui a pu arriver à l'humanité, est que leurs remèdes aient
réussi sur quelques particuliers, parce que ces remèdes, faits contre les règles
de la bonne doctrine, ne peuvent que nuire à la longue ? „

Il faut donc toujours revenir à la mesure de la saine critique : le succès est
un argument; ce n'est pas *une règle.*

(57) Lorsqu'il est tombé dans l'illusion " de croire si fermement à sa puissance „, Malgaigne a pu continuer à être un savant, mais il a cessé d'être un
scientifique; il s'est rangé parmi " ces gens-là, qui remuent les jointures avec
assurance et force „, c'est-à-dire sans discernement scientifique.

Ce qu'il fallait, c'était s'arrêter en présence d'une arthrite " encore douloureuse „. La science chirurgicale a toujours précisé dans la " douleur „ une
indication de repos et une contre-indication de mobilisation. C'était enseigné
au temps de Malgaigne; mais Lyon est en province !....

Il n'y a donc personne qui puisse s'attribuer une puissance personnelle. Fût-on
un Malgaigne, on est homme, c'est-à-dire exposé à l'erreur ! Il faut se soumettre
à la vérité laborieusement acquise par les observations et les expériences
scientifiques. Il faut subir les indications et les contre-indications.

(58) Étudier la question, on l'a fait il y a quarante ans. M. J. Estradère
explique le but (le deuxième but) de son travail " donner aux praticiens qui, de
temps en temps, trouvent dans la presse médicale la relation de l'heureuse
influence de cet agent (le massage) dans diverses affections, le moyen de faire

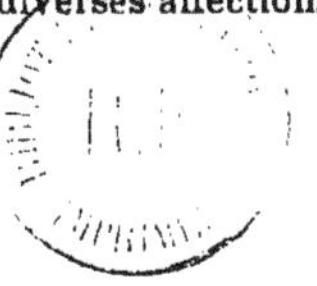

7

pratiquer ou de pratiquer eux-mêmes les diverses manœuvres qui constituent l'art de masser „ (*Du massage, son historique, ses manipulations, ses effets physiologiques et thérapeutiques*. Paris, 1863, pp. 5 et 6).

(59) J.-F. Malgaigne, *Leçons d'orthopédie professées à la Faculté de médecine de Paris*, recueillies et publiées par Félix Guyon et F. Panas, 4ᵉ édit. Paris, 1862, p. 65.

(60) Édouard Lacroix, *De l'ankylose*. Paris, 1844; extrait du tome IX des ANNALES DE LA CHIRURGIE FRANÇAISE ET ÉTRANGÈRE, publiées par Bégin, Marchal de Calvi, Velpeau et Vidal de Cassis; pp. 10 et 11 du tirage à part.

(61) J.-F. Malgaigne (*Traité des fractures et des luxations*. Paris, 1847, t. I, p. 395) s'en explique en des termes qu'il faut relire si l'on veut se préserver de toute exagération :

" La raideur des articulations est une des conséquences les plus fâcheuses et à la fois les plus générales du traitement ordinaire des fractures. J'en ai signalé les principales causes : l'inflammation, la position étendue, la pression d'appareils circulaires mal à propos étendus sur tout le membre. La raideur est d'autant plus grande que la contusion a été plus forte, la fracture plus rapprochée des articulations, l'immobilité plus prolongée. Boyer a noté qu'elle est beaucoup plus considérable dans l'articulation inférieure de l'os que dans la supérieure. Elle peut attaquer aussi les articulations les plus éloignées de la fracture, si celles-ci ont été tenues immobiles.

„ Il y a un très grand intérêt à prévenir un pareil accident. On y parvient en laissant les articulations libres de toute pression, en les tenant dans une position moyenne, en leur imprimant des mouvements de temps à autre. Ces mouvements doivent être ménagés de telle sorte, qu'ils ne se propagent point à la fracture ; il faut donc ou que celle-ci soit bien fixée par l'appareil, ou que déjà la consolidation en soit assez avancée ; et le chirurgien ne doit s'en fier qu'à lui-même.

„ Si, malgré ces précautions, l'on n'évite pas toujours la raideur, on peut juger de ce qui arrive à ceux qui les négligent. La fracture est guérie, mais le malade reste aussi impotent et quelquefois plus qu'auparavant.

„ Pour porter la main à la tête, pour poser le pied par terre, ce sont des tiraillements des ligaments qui amènent des douleurs comparables à celles de l'entorse ; trop heureux quand il n'est pas exposé à une véritable ankylose.

„ Deux opinions, touchant le traitement de ces fausses ankyloses, ont prévalu dans l'esprit des chirurgiens.

„ Les uns estiment que le temps opérera de lui-même, ils renvoient les malades avec cette espérance trop souvent trompeuse.

„ Les autres, un peu moins confiants, ne savent cependant rien de mieux que l'emploi des frictions, des émollients, des bains et des douches ; bains d'eau de tripes, bains de sang, bains et douches de Barèges. Or, il n'y a rien de plus empirique et de plus périlleux que ces deux modes de traitement.

„ L'unique remède à opposer à une raideur articulaire, est l'exercice de la jointure : les bains et les douches ne font que calmer la douleur et favoriser les mouvements. Si donc on abandonne un malade à lui-même avec une raideur peu considérable et qui n'empêche pas les mouvements spontanés, le temps joint à l'exercice naturel du membre, suffira pour la détruire. Si elle est plus forte, ni le temps, ni le malade privé des secours de l'art n'en viendront complètement à bout. Si, enfin, elle est plus forte encore, le malade ne pouvant exécuter aucun mouvement par lui-même, l'envoyer aux eaux thermales est tout simplement le condamner à une incurabilité d'autant plus assurée qu'on lui fait perdre en de frivoles tentatives, le temps le plus précieux pour sa guérison. J'ai déjà cité un certain nombre de cas de ce genre (t. I, p. 296). J'ai vu un malade traité par Boyer, qui n'avait pu marcher librement qu'un an après avoir été renvoyé guéri de sa fracture. J'ai vu des vieillards renvoyés des hôpitaux comme guéris..., ne pouvant encore quitter leurs béquilles après quatre ans, après sept ans. La raideur articulaire est la conséquence la plus persistante (t. I, p. 110). „

(62) J.-F. Malgaigne, *Traité des fractures...* Paris, 1847, t. I, p. 292.

(63) Malgaigne dit ailleurs (*Traité des fractures et des luxations*. Paris, 1847, t. I, p. 294) que l'œdème est une conséquence de l'atrophie. L'atrophie du membre provient, soit d'une longue suppuration, soit d'une pression trop forte de l'appareil, ou même seulement d'une inaction trop prolongée, surtout hors du contact de l'air dans un appareil inamovible. Les frictions, les douches, mais surtout et toujours l'exercice, sont les meilleurs moyens d'y remédier. Seulement, l'exercice doit être ménagé à la faiblesse du membre ; et il ne le faut, ni trop violent, de peur des chutes, ni trop longtemps continué de peur de la fatigue. Cette atrophie expose singulièrement à l'œdème ; c'est pourquoi il est essentiel, avant que le malade se lève, d'envelopper la jambe d'un bandage roulé, médiocrement serré, qu'on peut ôter lorsqu'il rentre au lit. On diminue la compression de jour en jour, selon l'opportunité ; de même, on ramène à mi-jambe, et successivement plus bas, le bandage qui montait d'abord jusqu'à la rotule. Ajouter le soleil, l'air libre et une nourriture aussi succulente que possible.

(64) J.-F. Malgaigne, *Traité des fractures et des luxations*. Paris, 1847, t. I, p. 617 : " C'est pourquoi, ajoute Malgaigne, je ne fais pas descendre les attelles au delà de la première rangée des os du carpe ; en sorte que la main soit libre et dans le relâchement le plus complet, le métacarpe fléchi en arrière, les doigts repliés en avant ; afin aussi de pouvoir imprimer à toutes les jointures des mouvements modérés, ce qui se fait sans le moindre inconvénient. „

(65) J. Estradère, *Du massage, son historique, ses manipulations, ses effets physiologiques et thérapeutiques.* Paris, 1863, p. 143.

(66) Paul Bourlet, *Déambulation dans le traitement des pseudarthroses de la jambe.* Thèse de Paris, 1898. — Corentin Bouché, *Contribution à l'étude du traitement des fractures non consolidées.* Thèse de Paris, 1898.

(67) *Mémoire sur la rétraction permanente des doigts.*

(68) Goyrand d'Aix, *Clinique chirurgicale.* Paris, 1870, pp. 16 et 17.

(69) Dupuytren, *Leçons orales de clinique chirurgicale*, 1839, t. I, p. 167.

(70) J. Estradère, *Du massage, son historique, ses manipulations, ses effets physiologiques et thérapeutiques.* Paris, 1863, p. 143.

(71) Id., *ibid.*

(72) G. Norström, de Stockholm, *Traité théorique et pratique du massage*, 2ᵉ édition. Paris, 1891, p. 272.

(73) J. Estradère, *Du massage, son historique, ses manipulations, ses effets physiologiques et thérapeutiques.* Paris, 1863, p. 144.

(74) Gazette des Hôpitaux. Paris, 1858.

(75) Recueil de mémoires de médecine et de chirurgie militaires, 1865.

(76) Autrefois, et il y a peu de temps encore, on posait la question : est-ce une fracture ? " L'appareil inamovible s'imposait. On ne discutait pas la formule ; fracture, appareil plâtré. Il nous semble aujourd'hui que cette formule doit être discutée (M. Marchais, *Le massage dans les fractures,* Journal des praticiens, Paris, 2 janvier 1904, p. 4, col. 2). „

(77) Deutsche militaraztliche Zeitschrift, 1877, 28 juin, p. 33.

(78) " Dans la seconde partie de mon chapitre je tâchai, dit-il, de donner la démonstration expérimentale de ce que j'avais avancé ; et pour cela, j'utilisai diverses observations de fractures, dans lesquelles il avait rendu des services et qui avaient été publiées par Gorst, Sellberg, Berghman, Bolin, Walmark, etc. Je ne pourrais pas dire que ce chapitre eût une grande originalité ; car à ce moment, j'ai peu ou point appliqué le massage dans les fractures. J'avais, comme je l'ai dit, été conduit à le proposer par la réflexion et l'analyse des observations. „ M. G. Norström s'est cru " le mérite de la nouveauté, car le sujet n'avait pas encore été, que je sache, traité à fond par personne. Je me suis applaudi sérieusement depuis, d'être entré dans cette voie ; car presque tout ce que j'avais proposé à été adopté et le massage est devenu un agent thérapeutique d'une incontestable utilité pour le traitement des fractures (G. Norström, 1881, p. 279). „

(79) En novembre 1885 a paru, dans les Bulletins de la Société médico-pratique de Paris, un texte qui établit nettement (p. 5) cette part de M. Georges Berne, que M. G. Norström reconnaît loyalement (p. 279).

M. Georges Berne raconte qu'il a reçu l'enseignement de Van Monsengeil, de Bonn, lui-même élève de Metzger, qui exerçait à Amsterdam à cette même époque (*Le massage ; manuel théorique et pratique.* Paris, 1894, p. 15).

(80) *Premier Congrès français de chirurgie.* Paris, 1885, pp. 367 et suivantes, une discussion a suivi presque aussitôt. Parmi d'autres, M. Just. Lucas-Championnière y a pris part ; et on peut le lire, p. 372, ce n'était pas encore pour appuyer la pratique de M. Tilanus. M. Just. Lucas-Championnière était encore partisan de la suture osseuse : c'était le 8 avril 1885. Depuis lors beaucoup ont aussi changé d'avis.

(81) Bull. et mém. soc. de chir., Paris, 30 juin 1886, pp. 566 et 567.

(82) *Journal de médecine et de chirurgie pratiques.* Paris, 1887, pp. 68 et 69.

M. Just Lucas-Championnière, après une autre de ses correspondances, ajoute dans son journal : " M. Gauthier termine sa lettre par des allusions très intéressantes à ma méthode de traitement des fractures... Je suis toujours heureux de remercier les confrères qui suivent mes pratiques avec tant de soin. Je considère que le traitement des fractures par la mobilisation, dont je suis l'auteur, est un des gros progrès chirurgicaux de notre temps. Si je n'ai pas été suivi par la chirurgie très officielle, les lecteurs de ce journal m'ont donné une attention et une approbation qui m'a toujours soutenu pour la diffusion de ma méthode. C'est à eux qu'elle devra d'être pratiquement adoptée depuis longtemps lorsqu'on se décidera à lui reconnaître officiellement la place qu'elle mérite (Just Lucas-Championnière, Journal de médecine et de chirurgie pratiques. Paris, 10 déc. 1903, p. 222). „ On est désarmé par la candeur avec laquelle le chirurgien parisien parle ou écrit de sa méthode, de celle dont il est l'auteur. Il y a tant de confrères assez naïfs pour le répéter! Ce petit côté n'empêche pas le mérite d'avoir dédaigné le prestige de la chirurgie très officielle. Celui-là est un mérite très réel.

(83) Gazette hebdomadaire de médecine et de chirurgie pratiques. Paris, 1893, p. 209.

(84) En 1887, M. Delbecq a écrit (p. 60) : " Ce qui assombrit le plus le pronostic (des fractures simples des os du carpe), c'est l'impuissance dans laquelle se trouve le chirurgien de rendre à cet organe amoindri son état primitif. Car il ne faut pas (dans le cas particulier), appliquer le remède propre aux ankyloses ordinaires : en sectionnant le pont osseux, il mettrait en présence deux petites surfaces enflammées, peu mobiles l'une vis-à-vis de l'autre et toutes disposées à se ressouder de nouveau. On n'oserait pas parler de la réaction systématique du poignet. Le remède serait, dans ce cas, beaucoup trop disproportionné au mal pour qu'on songe à l'appliquer. L'impuissance du chirurgien devant ces complications, l'impossibilité dans laquelle il se trouve d'appliquer dans ce cas les règles qui servent à le diriger dans d'autres circonstances analogues, donnent au pronostic des fractures simples des os du carpe une certaine gravité. „

(85) *Leçons orales de clinique chirurgicale,* par M. le baron Dupuytren. Paris, 1889, t. 1, pp. 24, 25 et 26.

(86) A la séance du 30 juin 1886, M. Lucas-Championnière fait sa communication sur le traitement des fractures du radius et du péroné par le massage. " Toute fracture qui se fait dans les articulations ou bien au voisinage d'une articulation, dit ce chirurgien, est appelée à déterminer, momentanément ou définitivement, des phénomènes d'enraidissement articulaires qui s'accompagnent presque toujours de douleurs plus ou moins vives et d'une impotence plus ou moins prolongée du membre correspondant. En traitant les fractures intra- ou para-articulaires sans immobilisation, on est frappé de voir les douleurs des premiers jours tomber assez vite pour ne plus revenir ; et, si le patient n'est point pusillanime, l'exercice des mouvements lui paraît chose toute naturelle. Rien que cette observation permet déjà de penser qu'ils pourraient être pétris avec avantage. Il est certain, l'expérience a été faite depuis longtemps, que parmi les entorses soumises aux rebouteurs qui sont incapables de faire un diagnostic, un grand nombre sont des fractures du péroné. Les entorses tibio-tarsiennes sont rares et les fractures du péroné sont très communes ; il arrive donc fatalement que des fractures sont massées et cela avec beaucoup d'avantage ; car on ne peut pas contester non plus que les accidents soient rares, même entre les mains d'individus sans instruction et brutaux... „ Et l'auteur terminait cette communication, dans laquelle il avait donné plusieurs observations qui lui étaient personnelles, par les conclusions suivantes : " Le massage, dans le traitement des fractures en question, fait disparaître la douleur et favorise la réparation. Les mouvements provoqués

rapidement préviennent les raideurs articulaires, la douleur et l'impotence prolongée du membre. „ L'expérience démontrait ce qui était prévu et indiqué par M. Norström. La communication de M. Lucas-Championnière correspond au renouveau en France d'une méthode de traitement des fractures... proposée d'abord et défendue par bien d'autres oubliés. Depuis ce moment, elle a été répandue partout; et on n'a pour ainsi dire que l'embarras du choix, lorsque l'on veut donner des faits et des arguments qui militent en sa faveur.

Il y a six observations dans la thèse de M. Maison, soutenue à la Faculté de Paris, le 8 novembre 1886, et qui a pour titre : *La mobilisation et le massage dans le traitement des fractures para-articulaires*; ce travail a été inspiré par M. Lucas-Championnière, dont l'auteur avait été l'élève. Il y a quarante-neuf observations dans la dissertation inaugurale du Dr Antoine Léonardon-Lapervenche (*Fractures juxta-articulaires; leur traitement par le massage*). " Ces observations ont été empruntées à la pratique de différents chirurgiens français et étrangers; ce travail est de 1887. Trois ans auparavant, quand j'ai voulu écrire le chapitre de mon livre touchant à ce sujet, ajoute M. Norström, je fus obligé de dépouiller avec soin toute la littérature pour découvrir quelques cas; les plus intéressants se trouvaient dans de petits recueils à peine connus en France, comme l'*Éira*, ou dans les comptes rendus des Sociétés de médecine de Stockholm ou d'Helsingfors (Norström). „

(87) " Il faut commencer par un effleurage superficiel et très léger, c'est le meilleur moyen d'épargner au malade toute douleur inutile, de ne pas s'exposer à produire un écartement des fragments s'il n'en existe pas, de ne pas détruire la réduction si elle a été faite. Le traitement systématique par le massage exclut la possibilité d'une immobilité rigoureuse à l'aide d'un appareil plâtré ou silicaté. Celui qu'on place (bandage roulé avec ou sans ouate) est enlevé avant chaque séance et replacé. S'il était indispensable d'immobiliser le membre sous peine d'obtenir une mauvaise consolidation, on pourrait attendre un peu pour placer l'appareil et masser de manière à hâter la disparition du gonflement et du sang épanché entre les fragments ou autour d'eux. Les séances durent de quinze à vingt minutes; il en faut, autant que possible, plusieurs dans la journée. J'ai fait quelquefois, avec avantage, ce que les Allemands appellent le massage préparatoire. Il consiste en frictions centripètes, en amont du foyer de la fracture; elles sont destinées à produire une déplétion veineuse et lymphatique à ce niveau et à rendre plus efficace le massage local consécutif (G. Norström). „

(88) " L'influence de l'effleurage sur les processus nutritifs locaux, dit Kléen, permet de supposer que, si les conditions anatomiques sont favorables, il peut être utile dans le traitement de certaines fractures, de celles dans lesquelles une anomalie de la nutrition générale ou locale conduit à un cours irrégulier et à la formation d'une pseudarthrose. Voulant être renseigné à cet égard, je m'adressai à un de mes amis, le professeur John Berg, en le priant de m'envoyer, autant que possible, un cas approprié à cette recherche. Mon attente ne fut pas longue, l'observation que j'ai rencontrée dans la circonstance est absolument démonstrative (G. Norström, de Stockholm, *Traité théorique et pratique du massage*, 2e édition, Paris, 1891, p. 285). „

(89) Quand on prend la peine de rechercher les origines du massage, on

retrouve les idées primitives dans les auteurs anciens. C'est ainsi que M. J. Estradère a trouvé l'application de l'action physiologique du massage dans Ambroise Paré. La résorption n'est spécifiée, ni pour l'ecchymose, ni pour l'œdème, ni pour les infiltrations scléroïdes des tissus fibreux ; mais l'idée existe. Il s'agit des luxations ; et Ambroise Paré recommande " d'agiter la jointure deçà delà, non par violence, seulement afin de résoudre l'humeur épanchée et de mieux étendre les fibres des muscles et des ligaments „ (J. Estradère, *Du massage, son historique, ses manipulations, ses effets physiologiques et thérapeutiques*, Paris, 1863, p. 144). Il est évident que l'humeur épanchée qu'il veut résoudre est un hématôme aussi bien que l'œdème. Pour étendre les muscles et les ligaments, il modifie la myosite et la contracture musculaire, aussi bien que les rétractions des tendons et des ligaments articulaires. C'est ce que disent les modernes en d'autres termes : l'idée reste la même.

(90) Voir *Ueber Handwurzelknochenbrüche* (*Des fractures des os du carpe*), Deutsche militär. Zeitung, 1903, p. 198. — Bulletin de l'Association internationale des Médecins experts, Bruxelles, 1904, III, p. 74.

(91) *Œuvres d'Ambroise Paré*, édition de Malgaigne, Paris, 1841, III, p. 649.

(92) " Loin de nous la pensée de rejeter cet incomparable moyen thérapeutique des fractures. Pour notre compte, atteint d'une fracture transversale de l'extrémité du tibia, avec grave entorse du genou, mais sans déplacement, nous avons eu recours au massage, immédiatement et exclusivement, sans autre appareil de contention qu'une bande de flanelle (Journal des praticiens, 17ᵉ année, Paris, 31 octobre, 1903, p. 689). „

(93) H. Helferich, *Atlas manuel des fractures et des luxations*, 2ᵉ édition française, augmentée par M. Paul Delbet, Paris, 1901, pp. 292 et 293.

(94) *Œuvres complètes d'Hippocrate*, édition de E. Littré, Paris, 1884, IV, pp. 639 et 643.

(95) Jean-Louis Petit, *Traité des maladies des os*, dans lequel on a représenté les appareils et les machines qui conviennent à leur guérison ; nouvelle édition par M. Louis, professeur et censeur royal, chirurgien consultant des camps et armées du Roi, etc. Paris, MDCCLXXXIV, chez Méquignon, près des Écoles de chirurgie ; t. II, pp. 47-49.

La prétention de donner du mouvement au sang et aux esprits est *bien conforme à l'enseignement de la Faculté de médecine de ce temps-là*. Il fallait tenir ce langage pour être reçu aux examens, pour obtenir la " licence d'exercer „.

Cependant J.-L. Petit continue en donnant des conseils plus pratiques, lorsqu'il indique " ce qu'il faut faire pour la paralysie (après les fractures). — Quand le cal est bien affermi, on peut mettre toute la partie dans le marc de vin ou de bierre. On employe encore très utilement les eaux de Bourbon, celles de Bourbonne et la boue de ces eaux (p. 49). „

(96) Cette prétention de Winslow était une entrave inacceptable à *la liberté scientifique*. J.-L. Petit avait le droit de jouir de *cette liberté* tout aussi bien que Winslow. Celui-ci a vraiment abusé des pouvoirs que lui conférait sa fonction de censeur royal.

" Cependant la modération de J.-L. Petit lui fit passer l'éponge sur toutes ces chicanes. Il se borna à *mériter*, par ses talents, une réputation, qui le mit au-dessus des impressions qu'elles auraient pu faire sur le public.

„ On doit cependant ajouter que les contestations auxquelles le *Traité des maladies des os* a donné lieu ont beaucoup contribué à sa perfection. Loin de porter le découragement dans l'esprit de l'auteur, elles n'ont servi qu'à piquer son émulation. J.-L. Petit a su profiter des avis qu'on lui a donnés; il a corrigé les fautes qu'il avait faites; et il a jeté un nouveau jour sur certains endroits qu'il n'aurait jamais pensé d'éclaircir.

„ Comme il ne cherchait rien de plus que le progrès de son art, il n'en coûta rien à son amour-propre pour les avancer. Aussi a-t-on dit de lui " qu'il est un de ces flambeaux faits pour éclairer la chirurgie et pour y porter un nouveau jour; que même, depuis Ambroise Paré, il est celui dont la réputation a été le plus justement méritée et dont les ouvrages ont été le plus favorablement accueillis de sa nation et des étrangers (*Biographie médicale*, Paris, 1841, t. II, p. 182). „ C'est par les souvenirs de ce genre que l'histoire du passé devient la grande leçon pour tous les vivants.

(97) Cette façon de livrer le pied difforme à *deux hommes forts qui lui pratiquent les divers mouvements* n'a aucune base scientifique.

C'était dans la légalité.

C'était surtout dans le ton de la querelle de la Faculté de médecine contre le Collège Saint-Come, ou corporation des chirurgiens.

A ce titre, Nicolas Andry s'était antérieurement attaqué à Jean-Louis Petit, qui avait publié, en 1705, pour la première fois, son *Traité des maladies des os*. Il en avait écrit une critique dans le Journal des Savants. J.-L. Petit lui donna la riposte dans le même Journal des Savants de mars 1724. Devenu doyen de la Faculté de médecine, Nicolas Andry répliqua par un petit ouvrage sous le titre d'*Examen de divers points d'anatomie, de chirurgie, de physique et de médecine*, au sujet de deux lettres touchant l'exposé qu'on a fait dans le Journal des Savants d'un Traité des maladies des os, Paris, 1725, in-12. L'auteur de la *Biographie médicale* apprécie d'un mot cette œuvre polémique de Nicolas Andry : " Ce médecin se livre à des reproches minutieux. Il persiste à nier, dans un cas particulier, que la rupture du tendon fût véritable, et prétend que les instruments inventés par J.-L. Petit pour la réduction des os luxés sont défectueux (Paris 1841, t. II, 182, 1). „

L'incident rappelle celui d'un médecin moderne, quelque peu infatué, dans sa discussion avec un chirurgien. Celui-ci affirmait : J'ai vu ! — Celui-là répondit : Vous vous êtes fait illusion !...

L'euphémisme du XXᵉ siècle est moins désobligeant que le propos du doyen du XVIIIᵉ siècle, qui niait que la rupture du tendon d'Achille fût véritable alors que le chirurgien avait lui-même constaté le fait.

En principe, il faut bien que survienne parfois une divergence de vues entre médecins et chirurgiens. Pour le bien des clients, il est utile d'arriver à se mettre d'accord. Le moyen d'y parvenir n'est pas la polémique livrée au grand public.

Ce qui était dans *la légalité* au temps de J.-L. Petit n'est même plus dans le souvenir des modernes.

En pratique, la déontologie n'a subi qu'une modification dans la forme.

Au-dessus de toutes ces contingences, qui varient selon les époques, il y a le souci de guérir. C'est un droit pour les blessés. C'est un devoir pour les médecins aussi bien que pour les chirurgiens.

Salus aegrotantis suprema lex ?

(98) Claude Pouteau a souffert des controverses des confrères de son temps. Il a vainement cherché à s'en prémunir par le système des concessions; et il fait l'aveu discret de sa désillusion.

Le bandage " est-il trop lâche, le lendemain on le resserre *en l'humectant* avec quelques liqueurs résolutives. Il faut cependant les employer avec ménagement et attendre la nécessité : les pièces accessoires d'un bandage ne peuvent plus, lorsqu'elles sont mouillées, faire une compression aussi douce et aussi molle qu'auparavant.

„ C'est ainsi que pendant mon séjour à l'hôpital, j'ai cherché à simplifier l'appareil des fractures. *Le traitement des maladies des os présente, plus que toute autre partie de l'art de guérir, des difficultés à vaincre, lorsqu'on désirerait y faire des innovations utiles.*

„ *On s'expose à la censure publique, si l'on veut secouer le joug des usages reçus.*

„ D'un autre côté, la réduction la plus exacte peut être dérangée par l'imprudence des gardes et du blessé lui-même (*Œuvres posthumes de M. Pouteau* publiées par Colombier, Paris, MDCCLXXXIII, t. II, pp. 264 et 265). „

(99) Hood, *On Bone Setting*, London, 1871.

(100) Sir James Paget, *Leçons de clinique chirurgicale; Clinical lectures and Essays;* trad. de l'anglais par L. Henri Petit, avec une introduction par A. Verneuil. Paris, 1877, p. 165.

(101) Parmi beaucoup d'autres témoignages, il a celui de Percy, qui fut *suspecté sur le terrain scientifique,* parce que son frère, religieux bernardin à Béthune, avait été aumônier du Régiment de Berry-cavalerie. Le fait est relaté dans le *Journal des campagnes du Baron Percy, chirurgien en chef de la grande armée,* 1754-1825, avec une introduction par Émile Longin. Paris, 1904, pp. ix et x.

(102) C. P. Forget, *Principes de thérapeutique générale et spéciale, ou nouveaux éléments de l'art de guérir.* Paris, 1860, pp. 568 et 569.

(103) C'est bien en 1844 qu'Amédée Bonnet a écrit : *On doit proscrire l'immobilité.* Et c'est l'idée centrale autour de laquelle se groupent les autres idées du même chirurgien pour avoir l'harmonie avec cette base de doctrine.

Dès 1841, c'est pour lutter contre la routine de l'immobilisation, c'est pour en venir à mobiliser les membres devenus rigides, qu'il a écrit son *Traité des sections musculaires et tendineuses.*

Ceux qui ont le plus exactement suivi les phases successives du développement de ce grand esprit, ont trouvé l'origine de sa puissante doctrine chirurgicale dans son discours sur la *méthode à suivre pour arriver à la connaissance et au perfectionnement de la chirurgie.* C'était le 30 octobre 1837 : il s'agissait de l'inauguration de ses fonctions de chirurgien en chef de l'Hôtel-Dieu de Lyon.

(104) Amédée Bonnet, *Traitement des maladies des articulations.* Paris et Lyon ; t. I, p. 132. L'ouvrage porte la date de 1845; mais il a été écrit en 1844, puisque la préface est datée de janvier 1845.

DU MÊME AUTEUR

Fracture de la colonne vertébrale. Réduction des fragments déplacés ; retour immédiat de la sensibilité et de la mobilité. Guérison. — Lille, *Lefebvre-Ducrocq*, 1873. In-8°, 4 pages.

Contribution à l'étude de la maladie bronzée d'Addison. — Paris, *Delahaye*, 1876. In-8°, 110 pages.

Laboratoire d'histoire naturelle médicale. Un myriapode parasite intestinal chez un enfant de 4 ans. — Lille, *Danel*, 1878. In-8°, 5 pages, 8 figures.

Note sur la pustule maligne en-Flandre (publiée à l'occasion d'un cas de pustule maligne observée par l'auteur.) — Lille, *Danel*, 1879. In-8°, 8 pages.

Contribution à l'étude de la myosite. — Paris, *Baillière*, 1879. In-8°, 116 pages.

Notes cliniques. Affections sympathiques multiples causées par la présence des ascarides lombricoïdes dans l'intestin. — Lille, *Danel*, 1880. In-8°, 8 pages.

Doigtier métallique pour le traitement des plaies des doigts. — Lille, *Danel*, 1880. In-8°, 6 pages, 1 figure.

Étude de zoologie médicale sur la linguatule, à l'occasion de deux cas de mort causée par la pénétration d'un poisson vivant dans les voies aériennes. — Paris, *Baillière*, 1880. In-8°, 8 pages.

Côté médico-légal de l'affaire G. E., chauffeur, contre l'État belge. — Lille, *Danel*, 1881. In-8°, 30 pages.

Hygiène publique. Les psorospermies de la viande de boucherie. Quelle importance il convient de leur attribuer en hygiène alimentaire. — Paris, *Baltenweck*, 1881. In-8°, 12 pages.

Étude sur les accidents sympathiques ou réflexes déterminés par les ascarides lombricoïdes dans le canal digestif de l'homme, spécialement pendant l'enfance. — Paris, *Baillière*, 1881. In-8°, 76 p.

Quelques faits relatifs à l'emploi de pulvérisations phéniquées comme anesthésique local (plaies contuses avec corps étrangers multiples, angines de diverses natures.) — Lille, *Danel*, 1881. In-8°, 9 pages.

Médecine des chemins de fer. Simulation des douleurs consécutives aux traumatismes. Diagnostic par les courants induits et interrompus. — Paris, *Baillière*, 1881. In-8°, 16 pages.

Ditale metallico per la cura delle piaghe delle dita. — Bologna, *Tipographia arcivescovile*, 1881. In-8°, 8 pages.

Notes cliniques sur quelques plaies des doigts. I. Plaie par arrachement du pouce. II. Plaies par éclatement. III. Plaies par usure. — Paris, *Baillière*, 1881. In-8°, 20 pages.

Des pulvérisations d'acide phénique pour affaiblir la sensibilité et supprimer la douleur du traumatisme. — Paris, *Delahaye*, 1881. In-8°, 8 pages.

Revue de zoologie médicale, avec des notes. — Paris, *Baillière*, 1881. In-8°, 72 pages.

Revue de pathologie infantile. — Lille, *Danel*, 1881. In-8°, 5 pages.

Études sur les indications thérapeutiques dans le traitement des ascarides lombricoïdes. — Paris, *Delahaye*, 1882. In 8°, 48 pages.

Tratamiento de los ascárides lumbricoïdes, traducido por el dr. D. Cayetano Puig y Falco. — Barcelona, *Jepús*, 1882 In-8°, 29 pages.

Étude sur la dépression du crâne pendant la seconde enfance. — Paris, *Asselin*, 1882. In-8°, 30 pages, 4 figures.

Étude sur la réduction de la luxation du pouce en arrière au moyen des manœuvres de douceur. — Paris, *Baillière*, 1882. In-8°, 14 pages.

Plaie de l'avant-bras produite par une machine à percer ; fracture des deux os avec issue de l'un des fragments ; guérison. — Lille, *Danel*, 1882. In-8°, 5 pages.

Revue sur la ladrerie de l'homme. — Lille, *Danel*, 1882. In-8°, 12 pages.

Manœuvres de réduction appliquées à un cas de traumatisme du rachis. (Note lue à la Société de chirurgie de Paris, le 22 février 1882.) — Lille, *Danel*, 1882. In-8°, 6 pages.

Revue de zoologie médicale, avec des notes. — Paris, *Baillière*, 1883. In-8°, 38 pages.

Corps étrangers spéciaux aux ouvriers de la métallurgie. — Paris, *Baillière*, 1883. In-8°, 20 pages.

Troubles nerveux consécutifs à une fracture du crâne, etc..., par accident de chemin de fer ; émissions sanguines répétées ; guérison. (Lecture faite à la Société de chirurgie de Paris, séance du 5 octobre 1881.) — Lille, *Danel*, 1883. In-8°, 12 pages.

Clínica quirúgica. Maniobras de reduccíon aplicadas à un caso de traumatismo del ráquis. — Barcelona, *Jepús*, 1883. In-8°, 3 pages.

Lésions tardives après un traumatisme du rachis ; luxation spontanée de la rotule en dehors ; plaie ulcéreuse sous l'ischion. (Lecture faite à la Société de chirurgie de Paris, dans la séance du 29 novembre 1882.) — Lille, *Danel*, 1883. In-8°, 6 pages.

Clínica quirúrgica ; traduccio de A.-P. de C. Lesiones tardjas à consecuencia de un caso de traumatismo del ráquis ; luxación expontánea de la rótula hácia fuera ; herida ulceroso debajo del isquión. — Barcelona, *Jepús*, 1883. In-8°, 6 pages.

Note sur les conséquences d'une plaie par peigne de filature. — Lille, *Danel*, 1883. In-8°, 10 pages, 2 figures.

Estúdio sobre la dépresion del craneo durante la segunda infancia, traducido por el Dr D. Cayetano Puig y Falco, medico del hospital de Santa Cruz de Barcelona. — Barcelona, *Jepús*, 1883. In-8°, 24 pages.

Note sur le traitement de la pseudarthrose du tibia. — Bruxelles. *Manceaux*, 1883. In-8°, 16 pages.

Nota sobre el tratomiento de la pseudoartrosis de la tibia. Memoria de recepcion del sócio corresponsal extranjero. — Barcelona, *Jepús*, 1883. In-8°, 22 pages.

Étude sur les plaies des ouvriers en bois, présentée à la Société de chirurgie de Paris, le 25 avril 1883. — Paris, *Baillière*, 1883. In-8°, 46 pages, 22 figures.

Estúdio sobre las heridas de los obreros en madera, presentado à la Sociedad de cirujia de Paris, el 25 abril de 1883. — Barcelona, *Jepús*, 1883. In-8°, 24 pages, 9 figures.

Note sur un cas de cysticerque du sein, adressée à la Société des sciences médicales de Lyon. — Lyon, *Plan*, 1883. In-8°, 16 pages.

Nota sobre un caso de cisticerco de la mama; versión castellana del dr. D. Rosalino Rovira y Oliver. — Barcelona, *Jepús*, 1883. In-8°, 11 pages.

Étude sur les plaies déterminées par les peignes de filature. — Lille, *Danel*, 1883. In-8°, 20 pages, 2 figures.

Plaies par peignes de filature. — Paris, *Baillière*, 1883. In-8°, 40 pages, 7 figures.

Studio sulle ferite dei lavoratori in legno. — Bologna, *Gamberini*, 1884. In-8°, 32 pages, 10 figures.

Note sur l'arrachement du bras dans les établissements industriels. — Lille, *Danel*, 1884. In 8°, 18 pages, 2 figures.

Arrachements dans les établissements industriels. — Bruxelles, *Manceaux*, 1884. In-8°, 68 pages, 7 figures.

De las heridas causadas por peines de filatura ; traducido por el dr. F. Curós Alcantara. -- Barcelona, *Miret*, 1884. In-8°, 11 pages, 7 figures.

Estúdio sobre las heridas de los carpinteros, ebanistas y demas obreros que trabajan la madera. — Barcelona, *Miret*, 1884. In-4°, 13 pages, 5 figures.

Sur le pronostic des mutilations de la main. — Paris, *Masson*, 1884. In-8°, 12 pages, 28 figures.

Hernie traumatique. — Lille, *Danel*, 1884. In-8°, 8 pages, 1 figure.

Plaies, mutilations et autres altérations des doigts et de la main par coups d'engrenages ; leurs conséquences professionnelles. — Lille, *Danel*, 1884. In-8°, 22 pages, 31 figures.

Abrancamientos en los establecimientos industriales ; traducido y anotado por el dr. D. Faustino Curos Alcantara. — Barcelona, *Miret*, 1884. In-8°, 55 pages, 7 figures.

Notes cliniques. Traumatisme d'un cal récent. Plaie pénétrante de l'abdomen avec hernie de l'épiploon. — Lille, *Danel*, 1884. In-8°, 9 pages.

Des sections contuses. — Paris, 1884. In-4° 8 pages, 9 figures.

Squirrhe atrophique à évolution rapide ; sa propagation par le tissu cellulaire et par les vaisseaux lymphatiques ; sa généralisation sous la forme encéphaloïde. — Lille, *Danel*, 1884. In-8°, 10 pages.

Recherches historiques sur les manœuvres de réduction après les traumatismes rachidiens par chutes de lieux élevés. — Lille, *Danel*, 1884. In-8°, 10 pages, 3 figures.

Écrasements des membres dans les établissements industriels. — Lille, *Danel*, 1884. In-8°, 14 pages, 2 figures.

Heridas, mutilaciones y otras alteraciones de los dedos y de la mano ocasionadas por los engranajas ; sus consecuencias profesionales ; traducido por el dr. D. Faustino Curos Alcántara. — Barcelona, *Miret*, 1884. In-8°, 26 pages, 32 figures.

Clinica quirúrgica. Escirro atrófico de evolución rápida ; su propagación por el tejido celular y por los vasos linfaticos; su generalización bajo la forma encefaloide. — Barcelona, *Miret*, 1884. In-8°, 10 pages.

Clinica quirúrgica. Traumatismo de un callo reciente. — Barcelona, *Miret*, 1885. In-8°, 3 pages.

Clinica quirúrgica. Herida penetrante en el abdómen con hernia del epiploon, traducción de D. Fr. Paradaltas y Dupré. — Barcelona, *Miret*, 1885. In-8°, 6 pages.

Clinica di Lilla. Un caso di cisticerco della mammella (Dr. Giamboni). — Napoli, *Maglieri*, 1885. In-8°, 6 pages.

Ectrodactylie avec conservation partielle du pouce et de l'auriculaire. — Lille, *Danel*, 1885. In-8°, 6 pages, 9 figures.

Kyste dermoïde de la face palmaire du doigt. (Guermonprez et Toison.) — Lille, *Danel*, 1885. In-8°, 9 pages.

Le crin de Florence et sa valeur thérapeutique. Communication faite à la Société de thérapeutique de Paris, le 24 juin 1885. — Paris, *Doin*, 1885. In-8°, 14 pages, 2 figures.

3ᵐᵉ édition (Guermonprez et Bigo). — Paris, *Doin*, 1887. In-8°, 20 pages, 9 figures.

Sur divers faits de polydactylie. — Lille, *Danel*, 1885. In-8°, 8 pages, 24 figures.

Ectropodie double avec palmure de deux doigts de la main. — Lille, *Danel*, 1885. In-8°, 4 pages, 4 figures.

Pratique chirurgicale des établissements industriels. 1er fascicule, — Paris, *Baillière,* 1885. In 8°, X-352 pages, 95 figures.

El crin de Florencia y su importancia terapeutica ; vertida al español por D. Francisco Paradaltas y Dupré. — Barcelona, *Miret,* 1886. In 8°, 10 pages.

Académie royale de médecine de Belgique. Étude sur les coups de cardes. Mémoire présenté à l'Académie. — Bruxelles, *Manceaux,* 1886. In-8°. 44 pages, 43 figures.

Hôpital de la Charité de Lille. Uréthrotomie externe sans conducteur ; périnéorrhaphie ; guérison. — Paris, 1886. In-4", 2 pages.

Kyste des doigts. — Paris, *Baillière,* 1886. In-8°, 36 pages.

Curage d'un foyer de gangrène sus-diaphragmatique. — Lille, *Quarré,* 1886. In-8°, 12 pages, 3 figures.

Essai de chéiroplastie. Tentative de restauration du pouce. — Paris, *Dupont,* 1886. In-8°, 16 pages, 33 figures.

Clinica quirúrgica. Tratamiento de un foco de pleuresia circunscrita con gangrena cortical del pulmón ; accidentes post-operatorios ; curación. — Barcelona, *Miret,* 1886. In-8°, 7 pages.

La suture des os à fil perdu. — Ixelles, *Viselé,* 1886. In-8°, 5 pages, 4 figures.

Notes sur quelques résections et restaurations du pouce. — Paris, *Asselin,* 1887. In-8°, 53 pages, 63 figures.

Hospice d'Annappes. Sur un cas de tremblement nerveux. Observation rédigée par M. R. Thiau, interne. — Paris, 1887. In-4°, 3 pages, 1 figure.

Volumineuse tumeur kystique du sein. — Lille, *Danel,* 1888. In-8°, 5 pages, 1 figure.

Carcinome de l'ovaire ; ovariotomie ; résultat partiel. (Guermonprez et Duhamel.) — Lille, *Danel,* 1888. In-8°, 8 pages, 3 figures.

Académie de médecine. Séance du 28 août 1888 De la néphrorraphie. — Paris, *Masson,* 1888. In-8°, 8 pages.

Des accidents du travail, spécialement au point de vue de la meunerie et de la boulangerie. Conférence faite au deuxième congrès commercial et industriel des grains et farines, le 18 septembre 1888, à Paris. — Paris, 1888. In-8°, 84 pages, 163 figures.

Note sur la réduction de la luxation de la hanche en arrière par des manœuvres de douceur, et sa comparaison avec le procédé de Kocher pour la luxation de l'épaule. (Guermonprez et Catoir.) — Lille, *Quarré*, 1889. In-8°, 14 pages, 8 figures.

Fibromyxome volumineux de la face palmaire de la main et du poignet. (Guermonprez et Ménard.) — Lille, *Danel*, 1889. In-8°, 9 pages, 3 figures.

Note sur les indications de la restauration du pouce. (Guermonprez et Derode.) — Toulouse, *Pinel*, 1889. In-8°, 6 pages, 10 gravures.

Étuves et chirurgie. — Lille, *Quarré*, 1889. In-8°, 58 pages, 23 figures.

Rétrécissement de l'urèthre ; gangrène partielle du corps caverneux ; uréthroplastie. — Paris, 1889. In-4°, 2 pages.

De l'abus de l'opération de Battey ou de Tait. — Lille, *Danel*, 1890. In-8°, 6 pages.

Documents sur la fracture du calcanéum par écrasement. — Lille, *Danel*, 1890. In-8°, 11 pages, 8 figures, 3 phototypies.

Papillôme des raffineurs de pétrole. (Derville et Guermonprez.) — Paris, *Delahaye*, 1890. In-8°, 24 pages.

Documents sur la prothèse des apophyses géni. — Lille, *Danel*, 1898. In-8°, 12 pages, 10 figures, 3 phototypies.

Sarcome à petites cellules de l'avant-bras droit ; généralisation aux ganglions axillaires, à la plèvre et au poumon du même côté. (Derville et Guermonprez.) — Lille, *Danel*, 1890. In-8°, 4 pages.

Résection partielle des deux os de l'avant-bras droit, après les traumatismes graves limités aux parties molles. Congrès français de chirurgie de 1891. — Lille, *Quarré*, 1891. In-8°, 36 pages, 34 figures, 1 phototypie.

Traitement chirurgical de certaines ankyloses du poignet. — Paris, 1892. In-8°, 6 pages, 10 figures.

Papillôme des raffineurs de pétrole. Nouvelle série de recherches. (Derville et Guermonprez.) — Paris, *Delahaye*, 1892. In-8°, 16 pages, 4 figures.

Gangrène du pouce ; amputation partielle ; résultats. — Lille, *Danel*, 1892. In-8°, 4 pages, 1 figure.

Hystérectomie abdominale totale. (Guermonprez et Duval.) 1° Communication à l'Académie ; 2° observations ; 3° recherches expérimentales. — Lille, *Quarré*, 1892. In-8°, 36 pages, 7 figures.

Note complémentaire sur l'usage chirurgical du crin de Florence. — Lille, *Danel*, 1892. In-8°, 6 pages.

L'actinomycose en Flandre. Académie de médecine. Paris, 9 février 1892. (Guermonprez et Augier.) — Lille, *Quarré*, 1892. In-8°, 26 pages, 4 figures, 1 planche.

Luxation métacarpo-phalangienne du pouce droit en arrière ; réduction très laborieuse. — Lille, *Danel*, 1892. In-8°, 14 pages, 12 figures.

Ablation d'une portion de l'antitragus ; autoplastie de cette partie du pavillon de l'oreille. — Lille, *Danel*, 1892. In-8°, 4 pages, 4 figures.

Deux opérations d'épithélioma du pavillon de l'oreille suivies d'autoplastie. (Guermonprez et Cocheril.) — Lille, *Danel*, 1892. In-8°, 12 pages, 11 figures.

Un cas de suture de poumon. Lecture faite à l'Académie de médecine de Paris, le 7 août 1892. — Lille, *Danel*, 1892. In-8°, 8 pages, 2 gravures.

Une erreur de sexe avec ses conséquences. — Paris, *Baillière*, 1892. In-8°, 48 pages, 7 figures.

Autoplastie de la main par désossement d'un doigt. — Lille, *Danel*, 1893. In-8°, 23 pages, 35 figures.

Autoplastie de la main par désossement de deux doigts. Communication faite au congrès français de chirurgie de 1892. — Lille, *Danel*, 1893. In-8°, 13 pages, 15 figures.

Autoplastie de la main. — Lille, *Quarré*, 1893. In-8°, 39 pages, 50 figures.

Hémostase préventive de l'artère carotide externe au moyen de la compression élastique. — Lille, *Quarré*, 1893. In-8°, 11 pages, 1 figure.

Consultation sur un cas d'inaccessibilité au mariage. — Lille, *Danel*, 1893. In-8°, 18 pages.

Kyste séreux du mésentère ; son origine, son traitement par la marsupialisation. — Lille, *Quarré*, 1893. In-8°, 56 pages.

Actinomycose des os. (Guermonprez et Bécue.) — Lille, *Le Bigot*, 1894. In-8°, 13 pages, 7 figures.

Actinomycose. (Guermonprez et Bécue.) — Paris, *Rueff*, 1894. In-16, 271 pages, 21 gravures.

Coup de turbine ; vaste plaie par glissement de la main. (Guermonprez et Clément.) — Lille, *Le Bigot*, 1894. In-8°, 5 pages.

Usage des éponges en chirurgie. Académie de médecine de Paris, 18 septembre 1894. — Lille, *Le Bigot*, 1894, In-8°, 8 pages.

Autoplastie du tronc au moyen de deux lambeaux empruntés au bras. Phocomélie chirurgicale consécutive. — Lille, *Le Bigot*, 1894. In-8°, 11 pages, 4 figures.

Accidents de la chloroformisation. — Lille, *Le Bigot*, 1895. In-8°, 12 pages.

Fibro-myome intra-ligamentaire ; décortication suivie d'hystérectomie abdominale totale. Congrès de gynécologie, d'obstétrique et de pœdiatrie de Bordeaux ; août 1895. — Paris, *Bataille*, 1895. In-8°, 8 pages, 2 figures.

Hystérectomie abdominale totale substituée à l'opération de Porro. Académie de médecine de Paris, 6 août 1895. — Paris, *Bataille*, 1895. In-8°, 6 pages, 2 figures.

Du choix des éponges médicinales. (Guermonprez et B. Pollet.) — Paris, *Doin*, 1895. In-8°, 40 pages, 19 figures.

Documents sur l'hystérectomie abdominale totale pour fibromyomes utérins. — Paris, *Baillière*, 1896. In-8°, 216 p., 19 figures.

Je le pensay, Dieu le guarit. — S. l. n. d. In-4°, 6 pages sur deux colonnes, 2 figures.

Infirmières brevetées ; origines et motifs d'actualité. — S. l. n. d. In-4°, 6 pages, 2 figures.

Note sur la séméiologie de quelques coxopathies ; *Congrès français de chirurgie ;* 13ᵐᵉ session ; Paris, 1899. — Paris. *Félix Alcan*, 1899. In-8°, 16 pages ; 6 photo-zincographies dans le texte.

Herpès du doigt par F. Guermonprez et A. Platel. *Journal des maladies cutanées et syphilitiques*, 4ᵐᵉ série, tome XI. — Paris, 1899. In-8°, 7 pages.

Deux notes sur la véritable luxation congénitale des deux genoux en avant par Fr. Guermonprez et Jean Cayre. *Société anatomo clinique de Lille* et *Annales de chirurgie et d'orthopédie de Paris.*

Premières impressions après six mois de fonctionnement de la nouvelle loi sur les accidents du travail. — Lille. In-8°, 7 pages.

Secours aux blessés. Actualité de la question. Les phases historiques des postes du secours. Que faire des jours de carence. — Lille, *Danel*, 1900. In-8°, 57 pages. *(Bull. de Soc. ind. du Nord.)*

Secours aux blessés. Les idées d'organisations modernes font des progrès. — Lille, *Danel*, 1901. In-8°, 43 p. *(Bull. Soc. ind. du Nord.)*

Etudes sur les fractures indirectes dorsales et dorso-lombaires de la colonne vertébrale par les docteurs J. Ménard, H. Lherbier, J. Salmon et Ernest Guérin. Tome I. — Paris, 1902. In-12, 386 pages, 92 figures.

Eviscération, réduction au bout de dix-huit jours, guérison, par Fr. Guermonprez et Legueut de Tréguier. — Lille, 1902. In-8°, 19 pages, 2 figures.

Note sur un cas de coxopathie par ostéïte sèche douloureuse du col fémoral des jeunes campagnards, coxa-vara, hanche bote, par Fr. Guermonprez et Ch. Cuilbert. S. l. n. d. In-8°, 6 pages, 3 figures.

Un cas d'anévrisme artériel traumatique de l'arcade palmaire superficielle de la paume de la main, extirpation totale du sac, guérison, par Fr. Guermonprez et A. Besson. S. l. n. d. In-8°, 16 pages, 2 figures.

Fracture axiale du grand os, par Guermonprez et Monjaret. S. l. n. d. In-8°, 8 pages, 4 figures.

Reproduction par photozincographie des planches du traité pratique des hernies, par Antoine Scarpa.— Lille, 1902. In-12, 32 pages.

La chirurgie des accidents. Hernie traumatique. — S. l. n. d. In-8°, 10 pages, 2 figures.

Des soins à donner aux victimes des accidents du travail. — Lille. 1902. In-8°, 30 pages.

Institut de mécanothérapie de Lille. Fractures du calcanéum. — Paris, 1903. In 8°, 16 pages, 2 figures.

Organisation des soins à donner aux victimes des accidents du travail. Etat de la question en 1903. — Paris, 1903. In-12, 151 pages, 21 figures.

Chambre syndicale des compagnies d'assurances contre les accidents opérant en Belgique. Conférence-causerie donnée le 23 mars 1903 dans la salle de l'Union syndicale de Bruxelles. Situation créée en France par l'application des lois spéciales sur les accidents de travail. — Bruxelles, 1903. In-8°, 42 pages, 28 gravures.

Secours aux blessés. La loi du 22 mars 1902. Un problème médical. — Paris, 1903. In-8°, 35 pages. (*Bull. de Soc. ind. du Nord.*)

Secours aux blessés. Hôpitaux corporatifs allemands. — Paris, 1903. In-8°, 196 pages, 62 gravures. (*Bull. de Soc. ind. du Nord.*)

Un appareil de mécanothérapie pour la flexion des quatre derniers doigts par mouvements actifs, avec ou sans collaboration de l'autre main. *Société anatomo-clinique de Lille*, 18 novembre 1903.

Hernie traumatique, variété para-inguinale. *Gazette des hôpitaux civils et militaires.* Paris, 21 juillet 1903, avec 6 gravures dans le texte.

La hanche à ressort. Présentation de malade et démonstration clinique à la *Société anatomo-clinique de Lille. Nord médical*, 1904. *Journal des Sciences médicales de Lille*, 1904.

Luxation congénitale de la hanche, simples aperçus. — Paris, *Jules Rousset*, 1904. In-12, 45 pages.

Recherches historiques sur les fluctuations dans la part faite au massage et la mobilisation pendant le traitement des fractures des membres d'après l'enseignement du professeur Guermonprez ; notes recueillies par MM. les docteurs Joseph Guilloux et Louis Eissendeck. *Annales de la Société scientifique de Bruxelles.* — Bruxelles, 1905. 106 pages.

Etudes sur la chirurgie des accidents du travail. — Sur le traitement des fractures des membres par les docteurs Alph. David, Guilloux, Eissendeck, Merveille et Platel. — Paris, 1905. Environ 1.400 pages, 150 figures.

Modification de l'appareil d'Amédée Bonnet pour rendre la mobilité au genou, complément destiné à l'achèvement du mouvement d'extension. *Société anatomo-clinique de Lille*, 4 juillet 1905.

Comité central de l'œuvre catholique des écoles de Lille. Rapport sur l'organisation de la section médicale, présenté à la commission de permanence dans la séance du 26 février et adopté dans la séance plénière du 11 mars 1880. — Lille, *Desclée*, 1880. In-8°, 16 pages.

L'opportunismo nelle scienze. — Bologna, *Tipog. arcivescovile*, 1881. In-8°, 7 pages.

Candidature aux Facultés catholiques de Lille. Notice sur les titres et travaux scientifiques de Fr.-J.-O. Guermonprez. — Lille, *Danel*, 1884. In-4°, 28 pages.

Cercle des étudiants des Facultés catholiques de Lille. Sur diverses pratiques récentes d'hypnotisme et de spiritisme. Conférence du 12 décembre 1887. — Lille, *Danel*, 1887. In-12, 20 pages, 28 gravures.

Il y a lieu d'interdire les séances publiques d'hypnotisme. Arguments présentés à l'Académie royale de médecine de Belgique, dans sa séance du 26 mai 1888. — Bruxelles, *Lamertin*, 1888. In-8°, 31 pages.

2ᵐᵉ édition. — Bruxelles, *Lamertin*, 1888. In-8°, 34 pages.

Discours prononcé dans la discussion ouverte à l'Académie royale de médecine de Belgique sur le rapport de la commission à laquelle a été renvoyée la proposition de M. le Dʳ Rommelaere relative à l'hypnotisme. — Bruxelles, *Hayez*, 1888. In-8°, 18 pages.

Enseignement supérieur libre. Facultés catholiques de Lille. Faculté libre de médecine et de pharmacie. Rapport sur les modifications proposées pour le concours d'externat présenté à la faculté, le 6 février 1889. — Lille, *Danel*, 1889. In-8°, 12 pages.

L'ipnotismo e la suggestione. Traduzione dal francese con aggiunte del dott. M. Venturoli. — Bologna, *Typographia arcivescovile*, 1889. In-8°, 104 pages, 16 figures.

Arguments présentés au congrès international de l'hypnotisme expérimental et thérapeutique tenu à Paris du 8 au 12 août 1889. — Lille, *Quarré*, 1889. In-8°, 18 pages.

Séances publiques d'hypnotisme. — Paris, 1889. In-8°, 9 pages.

L'hypnotisme et la liberté. — Paris, 1889. In-8°, 12 pages.

L'hypnotisme et la morale. — Paris, 1889. In-8°, 9 pages.

Désagréments de l'hypnotisme. — Paris, 1889 In-8°, 8 pages.

Le somnambulisme devant l'Église.— Paris, 1889. In-8°, 10 pages.

L'hypnotisée de Béziers. — Paris, 1890. In-8°, 7 pages.

Magnétisme, spiritisme et maçonnerie. — Paris, 1890. In-8°, 8 pages.

L'hypnotisme interdit. — Paris, 1890. In-8°, 6 pages.

Les magnétiseurs mécontents de la législation. — Paris, 1890. In-8°, 14 pages.

L'hypnotisme dans l'armée. — Paris, 1890. In-8°, 8 pages.

A Mgr L. Baunard, recteur de l'Université catholique de Lille. — 17 juin 1890. — Lille, 1890. In-8°, 7 pages.

Laënnec, notice historique par le Dr Emmanuel Lallour, deuxième édition avec des notes. — Lille, *Desclée*, 1892. In-12, 96 pages, 25 gravures.

Un mot sur Laënnec. — Rennes, *Caillière*, 1892. In-8°, 20 pages, 9 gravures.

De la prudence en thérapeutique. Leçon donnée à la Faculté catholique de médecine de Lille, recueillie par MM. Monestié, interne des hôpitaux de Lille, et Souville, interne de la Faculté catholique. — Lille, *Quarré*, 1892. In-8°, 69 pages.

Autre tirage : Du respect de la vie humaine. — Paris, *Delhomme*, 1892. In-8°, 41 pages.

Société des sciences médicales de Lille. Éloge du professeur Vanverts, 15 mars 1893. — Lille, *Danel*, 1893. In-8°, 80 pages, 25 gravures.

Les accidents dans la grande industrie. Communication au congrès d'études sociales de N.-D. du Haut-Mont, le 17 juillet 1894. — Lille, *Ducoulombier*, 1894. In-8°, 24 pages.

Comité des droits du Pape. Section de Lille. Rapport sur le XXVe anniversaire de l'invasion de Rome le 20 septembre 1870, présenté au congrès des catholiques du Nord et du Pas-de-Calais, le 19 novembre 1895. — Lille, *Ducoulombier*, 1896. In-8°, 31 pages.

Comment le docteur Guermonprez a été révoqué après avoir été, pendant 21 ans, médecin de la Compagnie du chemin de fer du Nord. — Lille, 1897. In-8°, 11 pages.

Une excursion à Monte-Libretti en 1897. — Lille, *Quarré*, 1897. In-8°, 70 pages, 22 gravures (*La vraie France*).

Conservation du chef de Saint-Yves à Tréguier, en Bretagne. — Lille, *Morel*, 1897. In-8°, 58 pages, 25 gravures.

L'Encyclique de 1891 et les maisons de secours pour les blessés de l'industrie. — Lille, *Ducoulombier*, 1899. In-8°, 32 pages. (*Revue de Lille*, mai 1899.)

Contre-rapport adressé à MM. les membres du Sénat académique de l'Université catholique de Lille, en mai 1901. — Lille, 1901. In-8°, 3 pages.

Le docteur Adrien César. Notice biographique. — Lille, *Morel*, 1901. In-8°, 14 pages, 3 gravures. (*J. des Sc. médicales de Lille*, 3 août 1901.)

Pourquoi prendre parti pour la liberté contre la main-mise de l'Etat ? *Cinquième Congrès international des accidents du travail et des assurances sociales.* Paris, 1900. Compte-rendu officiel du Congrès. — Paris, 1901 ; tome II ; page 69.

Sur quelles bases il convient d'organiser les secours aux blessés victimes des accidents du travail. *Congrès de Paris de 1900.* Compte-rendu du Congrès. — Paris, 1901 ; tome II ; page 173.

Etude comparative de l'assurance-accident en France et en Allemagne. *Société industrielle du Nord de la France.*

L'indépendance du médecin est une nécessité professionnelle. *Congrès international des accidents du travail et des assurances sociales.* Dusseldorf, 1902. Compte-rendu du Congrès. — Breslau-Berlin, 1902 ; page 948.

Pour donner une base clinique à l'enseignement universitaire de la médecine des accidents du travail, il faut commencer par le service spécial de la chirurgie de cette spécialité. *Congrès de Dusseldorf de 1902.* Compte-rendu du Congrès. — Breslau-Berlin, 1902 ; page 989.

Pourquoi, en Angleterre, les hôpitaux soutenus par le fisc sont moins accueillis que les hôpitaux libres, soutenus par contributions volontaires. *Bulletin de la Société industrielle du Nord de la France.*

Projet d'une association d'encouragement pour les soins aux ouvriers blessés ou malades. — Lille, 1903. In-8°, 14 pages.

Suite du projet d'une association d'encouragement pour les soins aux ouvriers blessés ou malades. — Lille, 1903. In-8°, 31 pages.

Avant-projet. — Lille, 1903. In-32, 22 pages.

L'assassinat médical. Etude critique. — Paris, 1904. In-8°, 32 pages. (*Journal des Sciences médicales de Lille.*)

L'assassinat médical et le respect de la vie humaine. — Paris, *Jules Rousset*, 1904. In-12, 291 pages.

Le même ouvrage, traduit en espagnol par M. le docteur Joseph Blanc, secrétaire d'El criterio catolico en las ciencias medicas. — Barcelone, 1905.

IMPRIMÉ PAR DESCLÉE, DE BROUWER ET Cie,

41, RUE DU METZ, LILLE. — 263.

9 782019 943011